すべては
あなたの

からだがゆるめば
心が変わる

ガンダーリ松本恵子

心の
ままに

Discover

プロローグ

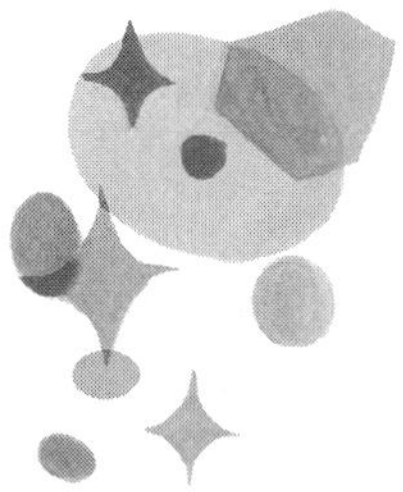

世の中には、私たちを導いてくれるすばらしい言葉がたくさんあります。
言葉はかけがえのないもの。けれど、私が20年以上、心身に悩みを抱える方々に関わってきて実感したことがあります。

それは、「言葉だけでは、なかなか人は変わらない――」ということ。
私たちは、どんなに良いアドバイスをもらっても、それを素直に受けとめて行動に移すことができない時があります。

そういう時に、何が起こっているのかというと……。
カラダがとても緊張しているのです。まるで鎧《よろい》を着こんでいるように、重くかたく。
そして、本人はそのことに気づいていないことがほとんど。

ただ、その緊張に気づきさえすれば、簡単にゆるめて手放すことができます。そうすると、自分にとって必要なことを素直に実行できるようになります。

これは、たくさんのお金や時間がかかることでもなく、つらい努力が必要なことでもない。とてもシンプルなこと。

この本を読みながら、あなたが抱えているかもしれないカラダの緊張に気づいてみませんか？　そうすると、きっと霧が晴れるかのように、見えていなかったことが見えるようになるでしょう。

そして、あんなに苦しかった悩みや、どうにもならないと思っていた問題が消えていくのです。

自分自身の力であなたらしい人生を歩み始める第一歩となるはずです。

カラダが緊張すると心はどうなる？

カラダが緊張したままでは、人は変われない。ということは、カラダをゆるめれば、心が変わりやすくなる――。

そのことに気づいた私は、全身の緊張をゆるめるための方法を探り始めました。さまざまな心理学や、整体術、東洋医学、オステオパシーなどの知識。そして昔ながらの心とカラダに関する智恵。そういったものをもとにして、ひとつの手順ができあがりました。これを「和《なご》みのヨーガ」と呼んでいます。

これは、誰にでもできる簡単なもの。痛みを感じず、ただ気持ちがいい。だから、続けられる。いつのまにか、カラダの緊張がとれて、心も安心していきます。

現在私は、六本木で和みのヨーガの教室を開いています。教室にはいろいろな方がいらっしゃいますが、ほとんどの方のカラダがとても緊張しています。後頭部や背中、胸に触れると本当にカチカチ。あまりに痛々しくて、時々涙が出そうになるほどです。

少しお話を聞くと、多くの方が一生懸命がんばって無理をしているようです。仕事をがんばり、家事をがんばり、人間関係でもがんばって気を配る……。

私たちはがんばり過ぎると、あせったり、不安になったりすることが多くなります。そんな時はいつもカラダが緊張し、その緊張はだんだんとカラダの中にたまっていきます。

それでもがんばり続けると……。

◆良いことを行動に移せなくなる

たとえば、頭では休んだほうがいいとわかっていても、ついついがんばり続けてしまいます。カラダの緊張が、あせりや不安をかきたてることがあるからです。

◆心がかたくなになる

素直になれず、頑固に。アドバイスをしてもらっているのに、それを批判だと受け取り、傷ついたり反発したりしてしまいます。

◆感情的になることが増える

カラダが緊張していると、まわりの人の好意に気づかず、孤独を感じて悲しみにとらわれたりしてしまいます。怒りとなって現れることも。

あなたの毎日を振り返ってみてください。良い選択ができなかったり、なぜか素直になれなかったり、感情的になり過ぎたりすることがあるかもしれません。そうだとしても、どうか自分を責めないでくださいね。

それは、あなたの性格のせいではありません。

ただ、がんばり過ぎて、カラダに緊張がたまっているだけ。大丈夫。それを手放せば、本当のあなたに戻れるのです。

がんばり過ぎてしまうのは、なぜ？

でも、そもそも私たちは何のためにがんばるのでしょう？

実は私も、ものすごくがんばっていた時期がありました。
もちろん、心はボロボロ。カラダは緊張でカチコチ。そんなふうになってまで、がんばる理由は何だったのでしょうか。

人に評価されるため？

周囲の期待に応えるため？

理想の自分に近づくため？


私たちは、がんばり過ぎている時、「がんばるのは当たり前。まだまだ、がんばらないと！」と思いがちです。


なぜ当たり前なのか。

その理由を突き詰めていくと「そうしないと自分は受け入れられないに違いない」と思っていたりします。


それは、常に緊張してまわりと向き合っているということ。

周囲に対して、いつもファイティングポーズをとっているようなものです。仲間や家族、パートナーにさえも……。ゆったりとした気持ちで向き合うほうが、ずっと良い結果になるのに。

無理にがんばり続けてカラダに緊張をためこむと、緊張は「鎧」のようになります。

鎧は、攻撃されることを前提として身に着けるもの。自分の身を守るためのものだけれど、それで安心することはありません。いつも攻撃されると思っているのですから。緊張の鎧は心をさらにかたくなにし、そのせいでまた新たな緊張がカラダについていきます。

緊張は血液やリンパ、気の流れをとどこおらせることになるので、緊張状態が続くと、アトピーや頭痛、不眠などの症状が現れることも。

ほとんどすべての病気の原因はストレスにあると言われていますが、実はストレスによって生まれる緊張が症状を生み出しているのです。

がんばり過ぎから生まれる緊張を手放すには、まず「もしかしたら私、がんばり過ぎているのかなぁ」と気がつくことが大切です。

緊張に気づき、カラダをゆるめよう

もちろん、がんばること自体は、悪いことではありません。

今の仕事に責任を持つ。

新しいステージを目指して、チャレンジする。

夢をかなえるために、一歩を踏み出す――。

そのためには、がんばって多少無理をすることも必要ですよね。でも、カラダを緊張させてがんばったら、その後しっかりとゆるめることが大切です。


最初は、カラダが緊張すると言われても、ピンとこないかもしれません。でも意識して自分の手でカラダに触れてみると、わかるのです。

和みのヨーガは、カラダの一つひとつの部分に意識を向けて、自分の手でその緊張をゆるめていく一連の手順。

教室で、初めて自分の手で自分のカラダをじっくりさわってみて、
「わっ、こんなにかたくなっていたんだ」
と驚く方がたくさんいらっしゃいます。

カラダに意識を向ける習慣を作れば、緊張していることに気づけるようになります。

気づけば、手放せる。
また緊張がついてしまっても、それに気づくことができるようになる。

そうしているうちに、どんどん心もゆるんで、気持ちや、ものの見え方、捉え方が変化していきます。

緊張を手放してカラダがゆったりとゆるんでくると……。

◆心に余裕が生まれる

カラダがゆるむと、ゆったりとした呼吸ができるようになるので、気持ちに余裕が生まれます。身のまわりのことを、バランスの良い視点で客観的に見ることができ、ベストな選択ができるようになります。

◆素直になれる

まるで氷がとけるように、かたくなだった心が自然と素直な心に変化していきます。自分に必要なことを素直に受け取り、それを行動に移すことができます。

◆すべての人間関係が良くなる

ゆるんだカラダは心の安心・安定を生み出します。自分も相手も受け入れることができ、人間関係全般が良くなります。

和みのヨーガの教室で、カラダの緊張に気づいてゆるめるということを続けている方々を見ていると、その変化に驚かされます。

声のトーンが変わり、話し方が変わり、表情が変わり、行動が変わっていく……。それがよくわかるのです。

もちろん、すぐさま変化するというわけではありません。ゆっくりとした変化ですが、とても自然で、着実な変化。

たとえ過去に、深刻な病名をつけられるほど、カラダを緊張させてしまった人でも、自分の手でじっくりゆっくりカラダをゆるめていくと、確実に変化していきます。

かつて病気で半身麻痺になった方が、長年和みのヨーガを続けてくださっています。以前はお話しするのにも苦労するくらいだったのですが、今は見違えるように元気になり、たくさんの方の前でスピーチができるようになっていらっしゃいます。


負担が大きい特別な治療などではなく、自分で緊張を手放すことで、実現する変化。

その変化を経験した方々は、

「また何かあっても、何かに頼り過ぎることなく、自分でなんとかできる」

と思われるようです。

それは、大きな安心と安定につながっていきます。

カラダをゆるめる「手当て」
——疲れた時や、リフックスしたい時に

和みのヨーガでは、カラダをゆるめる方法のことを、「手当て」と呼んでいます。がんばり過ぎている時、特に緊張しやすいのは、肩から胸にかけてのエリア。そのあたりをゆるめる「基本の手当て」を次のページでご紹介しましょう。

ポイントは、できるだけ時間をとって、一連の手当てをゆっくりじっくり行うこと。ストレスや疲れがたまっていると感じる時、気持ちが不安定な時などに試してみてください。

「基本の手当て」を含め、本書でご紹介する手当ては立ったまま行っても座って行ってもどちらでも大丈夫です。

基本の手当て

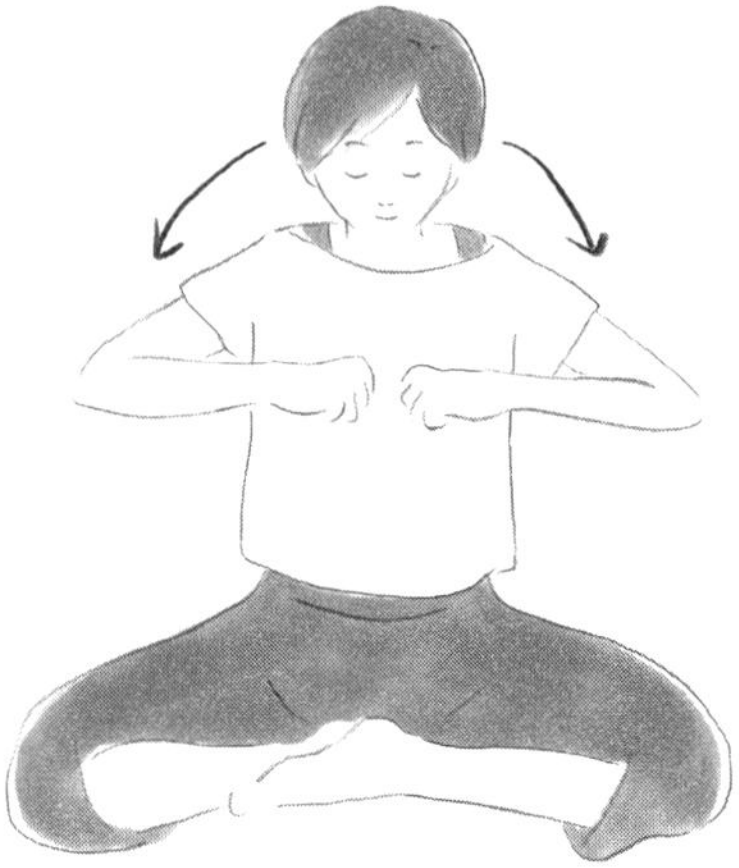

①肩甲骨のまわりを伸ばす

親指を手のひらの中に入れて軽く握ります。こぶしが胸の前にくるように腕を曲げ、肩甲骨を広げるようにして上半身を前に倒しましょう。グーッと肩甲骨のまわりが伸びていくのを感じたら、フゥッと力を抜きます。

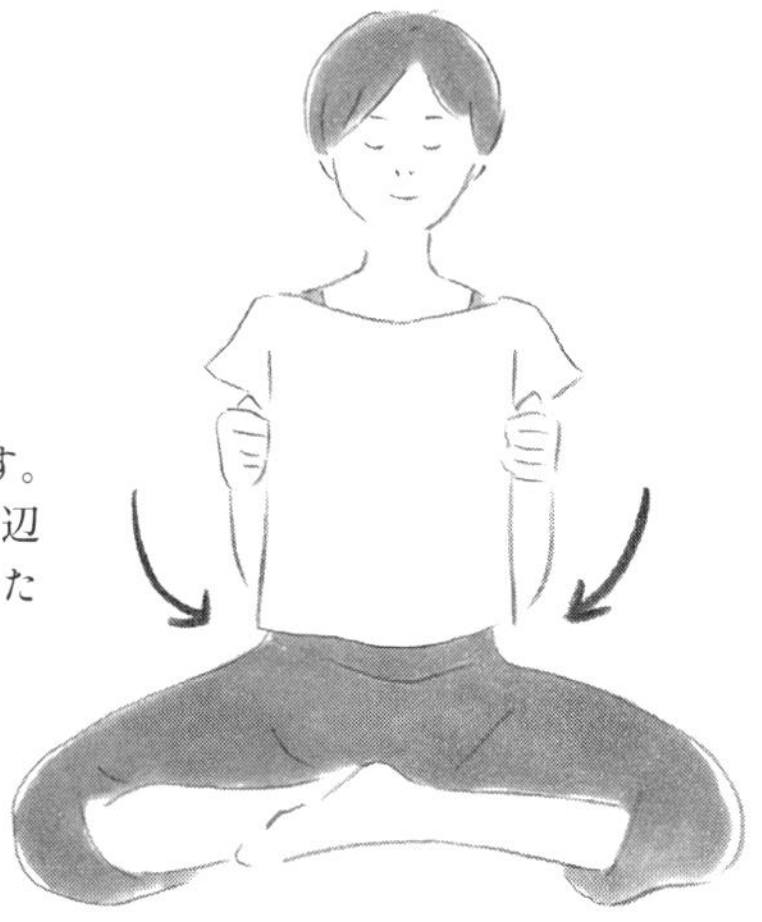

②肩甲骨のまわりを縮める

手はそのままで、脇を閉めます。今度は胸をそらして肩甲骨の周辺を縮めましょう。グーッと縮めたら、フゥッと力を抜きます。

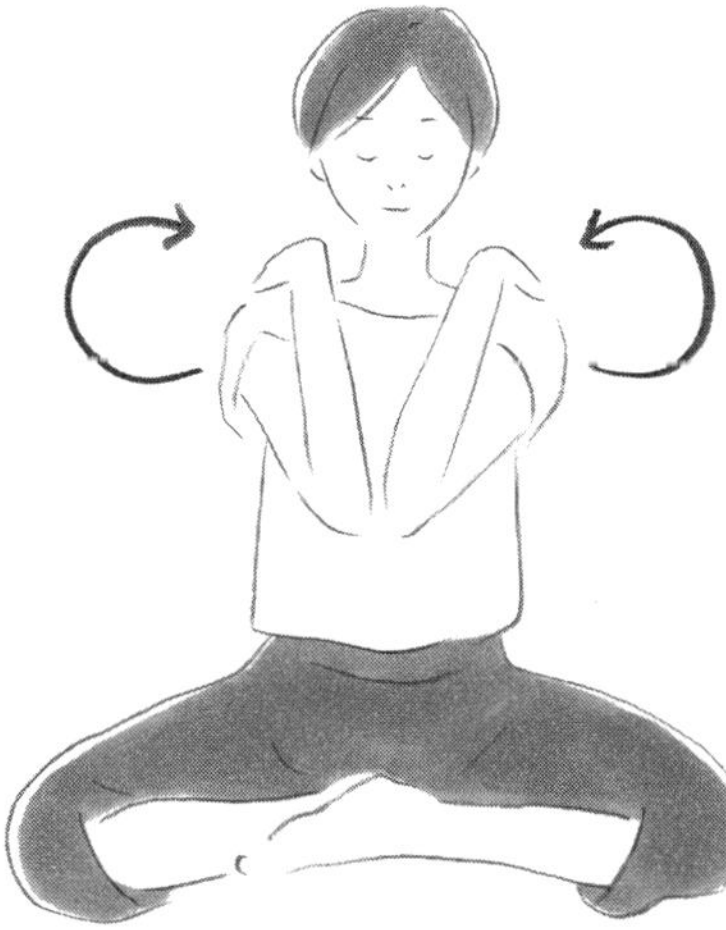

③肩を回す

肩に手を当て、そのまま腕を大きく回しましょう。腕が前に来た時は、肘と肘とをつけるようにします。反対にも回しましょう。

肩や背中（肩甲骨周辺）は、対人関係のストレスによる緊張がたまるところ。最も緊張しやすい部分です。また、肩甲骨のあたりが緊張していると、猫背になりがち。ゆるむと、リラックスするとともに姿勢が良くなり、気持ちが前向きになります。

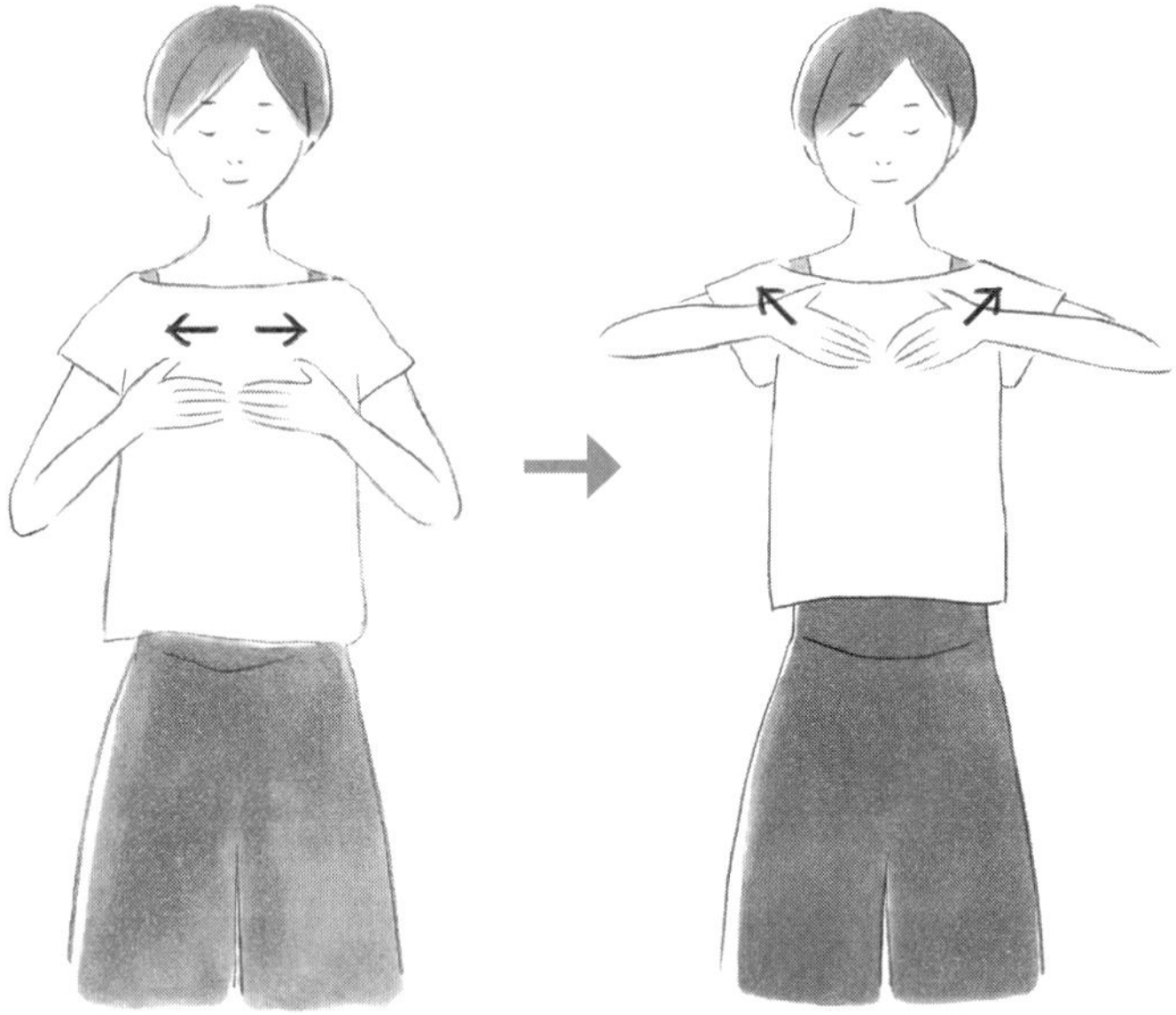

④胸のまわりをゆるめる

両手で胸の中心に圧を加えて、そのまま圧を加えながら横に開きます。これを何度か繰り返したら、最後に腕の付け根のほうに向かって両手をスライドさせ、スーッと胸と肩を開きましょう。

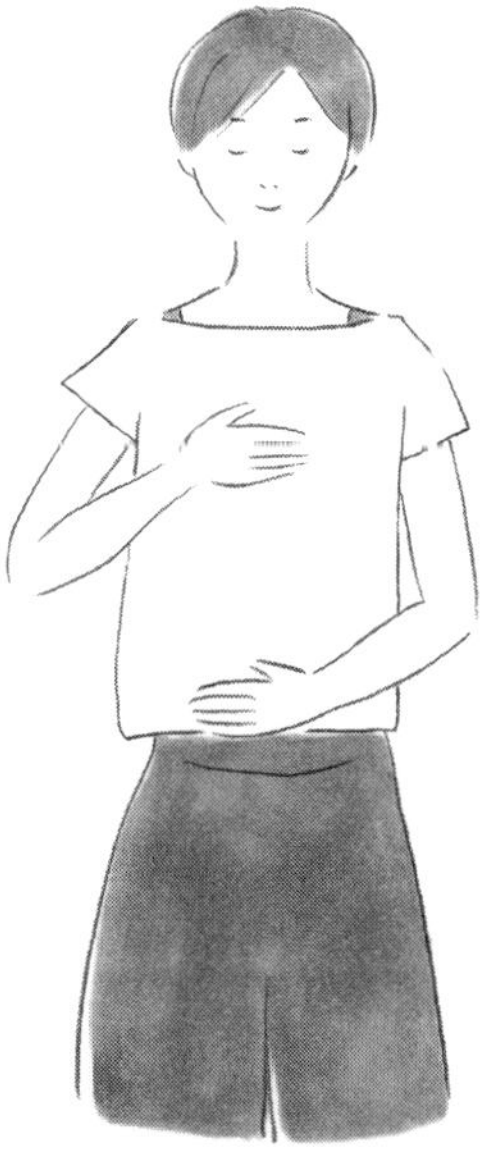

⑤ゆったりとした呼吸をする

右手を胸、左手をおへその下に当てて、ゆったりとした呼吸をします。口からゆっくりと息を吐き、すべての息を吐き切って、鼻から自然に空気を入れます。これを何度か繰り返しましょう。

悲しいことやつらいことがあると、胸のあたりに緊張がたまってしまいます。ここを刺激してゆるめ、縮こまっている胸を開くだけで気分が変わっていくのです。落ち込んでいる人がうつむきがちになるように、心の状態は姿勢に現れます。逆にカラダの状態を変えることで心の状態を変化させることもできます。

心とカラダがゆるむことで、見えてくるもの

カラダの緊張をゆるめると、同時に心がゆるみます。かたくなだった心がほどけてくると、何にもとらわれない、あなたらしい視点が立ち上がってきます。

私は、和みのヨーガの教室に来てくださる方に、「ああしましょう」「こうしましょう」と具体的にアドバイスすることは、ほとんどありません。

質問があった時に、気づきを促すような問いかけをしたり、考え方のヒントを伝えたりするだけです。

心とカラダがゆるんできた方は、

「どうして私はあんなに素直じゃなかったのかな……？」

「なぜ、あんなに怒りが湧いてきていたの？」

「どうして、あんなにも自分はダメだと思っていたんだろう？」

という疑問が生まれてくるようです。

それは、自分の感情を客観的に見られるようになった証拠。心とカラダがゆるんでいるからこそ持てる視点です。

そうなった時、今までの体験をお話ししてもらったり、その時に感じたことについて対話したりしていると……。

その方にとって必要なことに、自分で気づかれるのです！

自分で気づいたことが、一番納得できます。

自分が必要だと実感すれば、確信を持って続けられます。

誰に教えられなくても、自分で気づき、自分で選んで、自分で決めて、進んでいく。心とカラダがゆるんでいれば、そんな「あなた」になれるのです。

そうやって生きていると、ゆるぎない自分の軸ができ、本当の意味で素直に、自由に生きることができます。

この本の中には、カラダの緊張を手放すことで、気づきを得た人のエピソードがたくさん出てきます。そこには、あなたにとって必要な気づきのヒントがあるはず。

読みながら、あるかもしれないカラダの緊張に意識を向けたり、実際に手当てをしてゆるめたりしてみてください。心とカラダがゆるむと、気づきやすくなります。

今のあなたにとって必要なこと。それに気づく力は、すでにあなたの中にあります。

あとは、鎧を脱ぐだけです。

本書が、あなたの緊張を手放すきっかけとなりますように。

そして、ひとりでも多くの方に、安心して自分らしい幸せな人生を歩んでいただきたいと思っています。

ガンダーリ松本恵子

すべてはあなたの心のままに◎もくじ

1章 カラダがゆるめばわかる、仕事のこと

2章 カラダがゆるめばわかる、健康のこと

3章 カラダがゆるめばわかる、人間関係のこと

4章 カラダがゆるめばわかる、家族のこと

5章 カラダがゆるめばわかる、パートナーのこと

6章 カラダがゆるめばわかる、人生のこと

1章
カラダが
ゆるめばわかる、
仕事のこと

ゆるんだカラダでこそ、いい仕事ができる

職場でやらなければならない仕事は盛りだくさん。なんとかやるべきことをこなして結果を出したい。でも、がんばればがんばるほど、うまくいかないのはなぜ？

仕事は、効率よく迅速に進めるもの。でも、うまくいかない時があって自信をなくしてしまう。だけど、とにかくやらなきゃ……。

そう思っているとしたら、職場が一番カラダを緊張させる場所になっているかもしれません。仕事中、いつもあせっていませんか？

あせると、カラダが緊張します。

そうすると、浅い呼吸しかできなくなってしまって、体内の酸素が足りなくなります。さらにカラダがこわばることになり、そういう時に、思いもよらない失敗をしてしまうのです。

それで自信がなくなって落ち込むと、やはりカラダが緊張することに。そのまま仕事を続けていると、またあせってしまって……。同じことの繰り返し。

これは、完全に心のゆとりがなくなってしまっている状態。

そういう時は、まわりの人が助けようとして声を掛けてくれても、責めたてられているように感じてしまいます。そして、攻撃されてもいないのに、ハリを逆立てるハリネズミみたいになってしまう。


心のゆとりは、「カラダのゆとり」から生まれます。

基本の手当てで、肩と胸をゆるめるということを続けると、姿勢がよくなって深い呼吸ができるようになります。

ゆったりとした呼吸ができれば、心にゆとりが生まれます。心のゆとりは、自分自身をコントロールする力になります。

まわりの人がせかせかしていても、自分には自分のペースがあると思える。「人に認められなければ……」と思わず、まず自分で自分を認められる。過度に緊張することなく、適度な「緊張感」を持つことができる。

この状態でこそ、一番大切なことに集中することができ、あなたが持っている本来の能力が発揮されます。

スポーツの世界でもそうですよね。選手が緊張でカラダをがちがちにしていては、最高のパフォーマンスはできません。プレッシャーにとらわれず、自分自身をコントロールしている。心は静かだけれど、凛とした、ほど良い緊張感を放っている。そんな人が結果を出します。

あなたも、ゆるんだカラダでこそ、いい仕事ができるのです。

カラダをゆるめながら、自分のペースで仕事をする。そうすると、まわりの人があせって仕事をしていても気にならなくなります。

そのうち、面白いことが起こるでしょう。

あなたの余裕ある仕事ぶりがまわりに伝播していくのです。

あなたがゆったりとした呼吸をしながら話すと、あせっている目の前の人が、ちょっと落ち着いてきたりします。

あなたの心のゆとりは、相手の心のゆとりを生み出すのです。

良い仕事をするために必要なのは心のゆとり。
カラダがゆるむと、心にゆとりが生まれます。

不安になった時は、潜在意識を味方につける

「新しいことにチャレンジしたい！」と思うのだけれど、いざ始めるとなると、足がすくむ。私はどうして、前に進めないのだろう……。

私たちは、未知の世界に魅力を感じます。

たとえば、どうしてもやりたいことがあって転職しようとする時。その業界のことをいろいろ調べて、新しい職場や仲間を想像して、ワクワクしますよね。

あれこれ考えて、自分の気持ちも確認して「じゃあ、やるぞ！」と行動を起こそうとします。

それなのに……。決めたはずなのに、ふと、違う感情が湧き出てきます。

「大丈夫？　これで良かったの？　本当に？」

魅力的だった未知の世界に足を踏み入れることが怖くなるのです。

この不安や怖れというやっかいな感情は、いったいどこからやってくるのでしょう？


実はこれ、「潜在意識」のしわざなんです。しかも、まったく悪気はなくて、あなたを守ろうとする働きなのです。


潜在意識は、過去の経験が積み重なってできているもの。あなたが過去に経験したことをすべて覚えています。特に失敗した経験はとてもよく覚えていて、その時の感情とカラダの緊張とをセットにして記憶しています。

そして、あなたが何かにチャレンジしようとする時に、こんなふうに呼びかけるのです。

「大丈夫？　また失敗しないかしら？」

「やらないほうが、傷つかないんじゃないの？」

まるで口うるさいお母さんみたいですね。でも、これは大事なあなたを守ろうとする働き。「安全」だと思われるほうを優先させようとしているのです。

この潜在意識の働きによって、あなたは、かつて失敗した時のカラダの緊張を無意識のうちに思い出します。そして——不安になってしまう。

こんな時は、潜在意識を味方につけましょう。

口うるさいお母さんを、心から締め出すのではなく、お母さんに安心してもらうのです。潜在意識を安心させるには、カラダの緊張をほぐすのが早道です。

「私を守ろうとしてくれてるのね。でも大丈夫、安心して。前に失敗した時だって、それを乗り越えてずいぶん成長したでしょう？」

こうやって潜在意識に語りかけながら、カラダを手当てしてみてください。

潜在意識を安心させる手当て

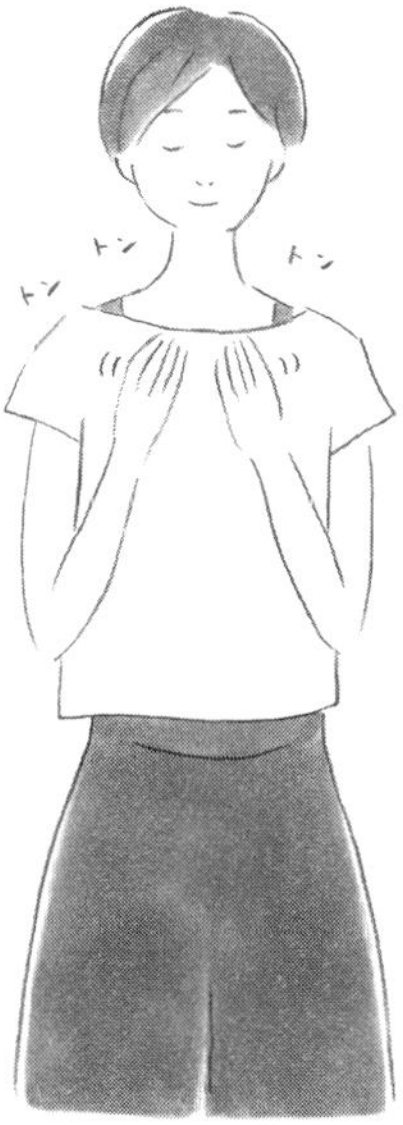

①鎖骨下の手当て

鎖骨の下を両手の指先でトントントンと叩きます。鎖骨下には、経絡という気の流れがあり、ここを刺激すると感情エネルギーが整って気持ちが落ち着きます。

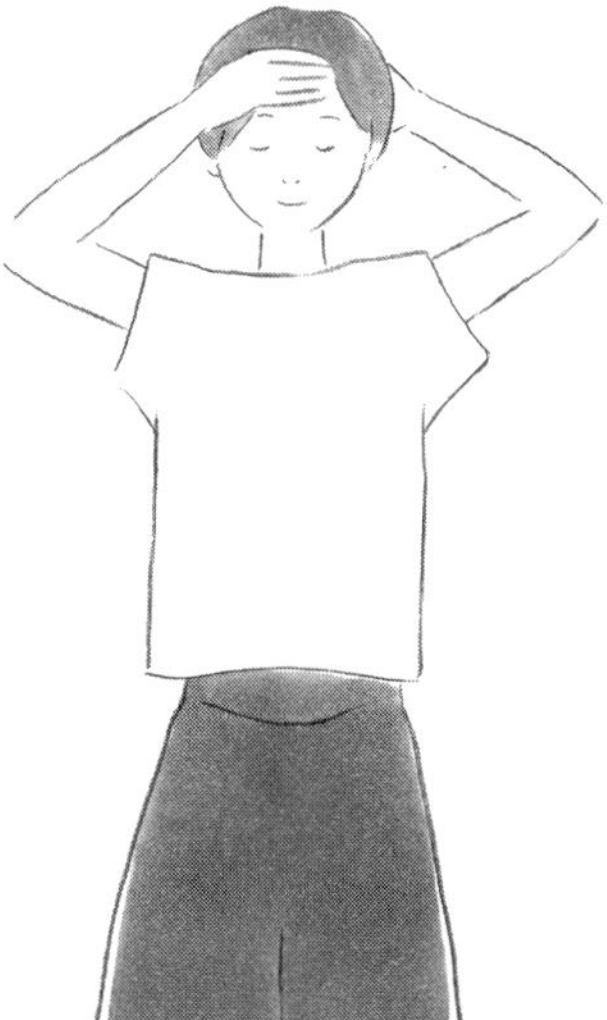

②安心のイメージ

右手を額に当て、頭をはさんでその真後ろに左手を当てて、潜在意識が安心できるようなことをイメージします。たとえば、初めて自転車に乗れた時の気持ちなど、小さな「成功体験」を思い浮かべましょう。

頭に手を当てながらイメージする「成功体験」は、本当に小さな小さなことでかまいません。誰に言われたのでもなく、自分がやりたくてやったこと。初めてひとりでお風呂に入ったとか、泳げるようになったとか、そういうことです。

自分と人を比べることで得た優越感ではなくて、自分だけの達成感。自分の中からふつふつと沸き上がってくる、ワクワクした感情を思い出してみてください。

潜在意識が安心して、ワクワク感を受け取ると、今度はあなたを応援してくれるようになります。

「うん、あなたならできる！　がんばって！」

こんなメッセージを送ってくれるのです。意識の表層にある顕在意識と比べて、潜在意識は何万倍もの力を持っています。そんな潜在意識を味方につければ百人力。

仕事で新しいことにチャレンジするにあたり、不安でいっぱいだった方が「潜在意識と仲良くなろう」とカラダをゆるめたところ、いろいろなことがわかったそうです。

まずは、起こってもいない問題への対策を考えて、へとへとになっている自分に気づいたとのこと。そして、エネルギーを無駄に使ってるなぁと実感……。

結果として、「守ってくれようとしている潜在意識に感謝しながら、自分のエネルギーはやりたいことへ向けよう！」と決意できたそうです。

心とカラダがゆるむと、拍子抜けするくらい簡単に、自分にとって必要なことが見えてきたりするのです。

一歩を踏み出す時に不安になったとしたら、
頭でグルグル考えるのはやめて、
まずカラダを手当てしましょう。

飽きっぽくてものごとが続かないのは、悪いこと？

一度やると決めたことは、がんばって続けようとしている。

でも、なぜかいつも続かない飽きっぽい私。なんだか情けない。


「継続は力なり」「石の上にも3年」。

そんなふうに言われると、飽きたらやめるのは悪いことのように感じられます。たしかに続けることは大切。継続するからこそ、上達できます。

こつこつ努力を重ねて夢をかなえていく人がうらやましい。自分はいつも飽きっぽくて中途半端……。

それがコンプレックスだという方がいらっしゃいました。けれど、和みのヨーガを続けるうちに、なぜ今まで始めたことが長続きしなかったかに気づいたそうです。

それは何かを始める時、その動機が「ダメな自分をどうにかしたい」ということだったから。

「自分はここがダメだから、変わるためにこのセミナーに行く」
「評価されない自分はダメだから、この資格をとるために勉強をする」
こんなふうに、いつも根底に自己否定があったのです。

ダメな自分を何とかするために始めることって、あなたが本当にやりたいことでしょうか？　よくよく考えたらあなたらしくないことではないでしょうか？

「あれをやるべき」「これをやらなきゃ」（私はダメだから……）という気持ちで何かをがんばっても、すぐに続けることが苦痛になってしまいます。あなたの魂が求めていることではないからです。

飽きたら、やめてしまっても大丈夫。

魂が求めていることなら、そもそも飽きることはありません。もし本当に好きで、本当に必要なことなら、いずれ再開することになるでしょう。

もちろん、嫌なことは何もしなくていいということではありません。

ただ、あなたが自分のために何かをしようとする時、すぐ飽きてしまうのなら、ちょっと考えてみてください。一見「向上心」のように見えるモチベーションが「自己否定」から生まれていませんか？

実は、**目標が高く、向上心がある人ほど、自分を否定する気持ちが強い**といわれています。

今の自分はダメだと思うから、高い目標を立ててしまう。その目標が、本来の自分の生き方とずれてしまっていたら……。がんばればがんばるほど、どこか虚しく、たとえ良い評価を得ても、なぜか自分には価値がないと思ってしまったりします。

あなた以外の誰かになろうと、自分にムチ打ってがんばらなくてもいいんです。

心とカラダをゆるめれば、自然と本来のあなたが求める道がわかってきます。

何かを選択する時に大切なのは、それをして心地良いかどうか。

ワクワク感があるかどうか。

違うなと思ったら、それは魂が求めていることではありません。あなたの感性を信じてあげてください。


向上心の中に、自己否定が隠れていませんか？

本当にやりたいことは飽きることなく続けられます。

目の前の人に感じることは、自分自身に感じていること

一生懸命がんばっているのに、認めてもらえない。もっとちゃんと評価してほしい！

目の前の人に感じることは、心の底で自分自身に感じていることと同じ——というと驚かれますか？

つまり「上司が自分を正当に評価していない！」と思うのなら、あなたがあなたを正当に評価していないということです。

わかりやすい例で説明しましょう。

朝、職場で同僚に挨拶をしました。でも返事がありません。

その時、

「なんで私を無視するの？　ひどい！」

と感じるなら……。あなたは心のどこかで「自分は無視されるような人間だ」と思っています。

そうでなければ、無視されたなんて思いません。自分を肯定している人にとっては、理由もなく無視をされるのはありえないこと。声が聞こえなかったのかなぁ、と思ってそれで終わりです。

自分自身を肯定している人と、そうでない人とでは、見える世界が違ってきます。自分はダメだと思っていると「ああ、やっぱり……」と思うような出来事が起こります。いえ、正確にいうと、**何が起こっても、自分はダメだという思い込みとつじつまが合うように解釈してしまう**のです。

上司からの評価も、同僚の態度も、その思い込みとくっつけて受け取ってしまうので、どんなことでも結局ネガティブに感じてしまいます。

思い込みが強まってくると、さらにそれを強調するようなことが起こります。

和みのヨーガの教室に来られた方の中に「自分は初対面の人に、よそよそしくされてしまうことが多くて、仲良くなれないんです」という方がいました。

その方の行動をよく見ていると……。その方自身が、初対面の人に対してよそよそしくしてなんとなく距離を置いていました！

そうすると当然相手も、同じような反応をして距離を置くことに。

自信のなさが表情や行動に無意識に現れてしまって、相手を遠ざけていたのです。

でも、その方はカラダをゆるめる習慣をつけることで、どんどん変わっていかれました。**カラダの緊張をとっていくと、自己否定の思い込みを手放すことができます。**

そして、自然と自分のことが好きになります。

そうすると、目の前で起こる出来事の受け止め方が変わるのです。ゆとりも生まれて、初対面の人にも、にっこり。すると、相手もにっこり。

他人に感じるネガティブな感情は、やっかいです。特に評価が重要視されがちな職場では相手が悪いと思ってしまうかもしれません。
けれど、その感情は、自分が自分をどう思っているか？　ということが根っこにある場合がほとんどです。相手を否定する前に、自分の中に思い込みがないかな、と考えてみましょう。

自分のことを肯定していると、目の前の人に対してネガティブな感情が湧いてこなくなります。

隠れた才能に気づくためには

派手な活躍をして、目立っている人がうらやましい。

自分がやっているのは、地味な仕事ばかり……。


「派手」という言葉の語源を知っていますか？

三味線の演奏方法のひとつを表す「破手」から生まれたといわれています。基本的に、演奏する時は、一人ひとりの奏者が決まりごとを守ります。そして壮大な美しい音の調和を作り上げる。この従来の奏法は「本手」と呼ばれます。

その調和をあえて破ってにぎやかに奏でることを「破手」といい、それが派手という言葉になりました。

派手なほうが目立ちます。派手な仕事ぶりは注目されやすい。

でも、「派手で目立つことのほうに価値がある」と思っていたら、ちょっと視野が狭くなっているかもしれません。

よくよく考えれば、地味よりも派手なことに価値があると考えるのは、おかしなことですよね。それぞれの奏者が自己主張ばかりすると、その曲はどうなるでしょう？

アンサンブルの美しさは半減して、聞いていて居心地が悪くなります。

美しい調和を作るには、土台となる地味な演奏が必要。それがあってこそ、派手な演奏がスパイスとして生きてくるのです。


世の中にはたくさんの思い込みがあふれています。**「地味では価値がない」という思い込みが、あなたらしさを押し込めてしまっていないでしょうか？**


「だって普通そうでしょう？」

「みんながそう思ってるじゃないの」

そんな言葉が出てくる時は……。

だいたい思い込みのせいで、頑固になってしまっています。

頑固になっている時は首がカチカチです。論理的思考を司る左脳を使い過ぎているからです。


左脳は、ものごとを分析したり判断したりする時によく使っています。

右脳は、直感やひらめきを担当。クリエイティブなことをする時によく使います。


私たちはだいたい左脳ばかり使っています。

グルグル考えて「ああでもない」「こうでもない」と目の前のことを判断しようとする……。これが、左脳を酷使している状態。

偏った脳の使い方をしていると、バランスが悪くなって頭や首の筋肉が緊張してしまいます。

困ったことに、肩と違って首のコリはあまり痛みを感じません。緊張に気づかないことが多いので、どんどん悪化していきます。


ちょっとここで、首の手当てをしてみましょう。

柔軟な考え方をするための手当て

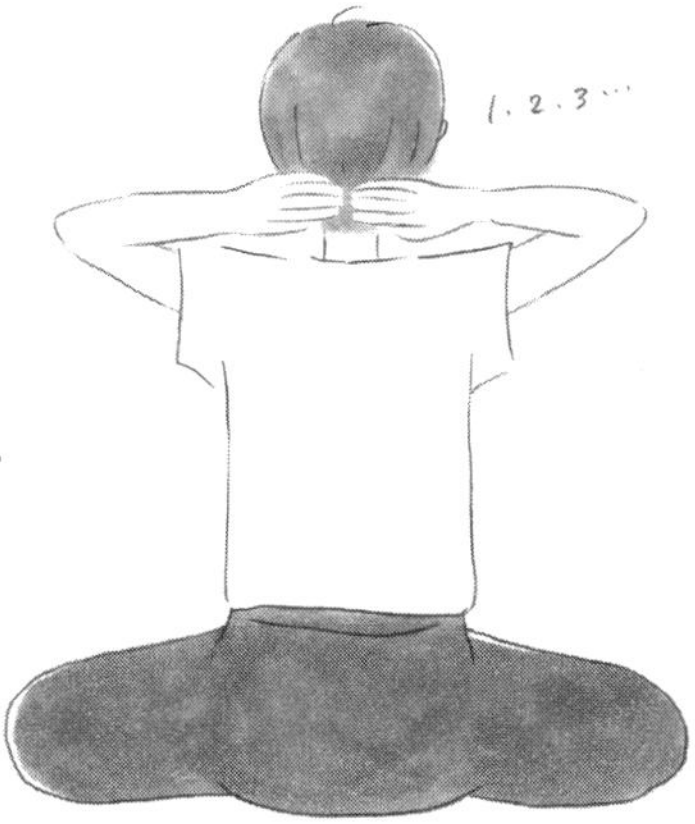

①首の手当て

首の上のほうに両手の指を当てます。優しく圧を入れて３秒数えます。次に指を少し下にずらしてまた圧を入れ、１・２・３。また少し下にずらして繰り返します。ゆっくり優しく圧を入れることで、緊張がゆるんできます。

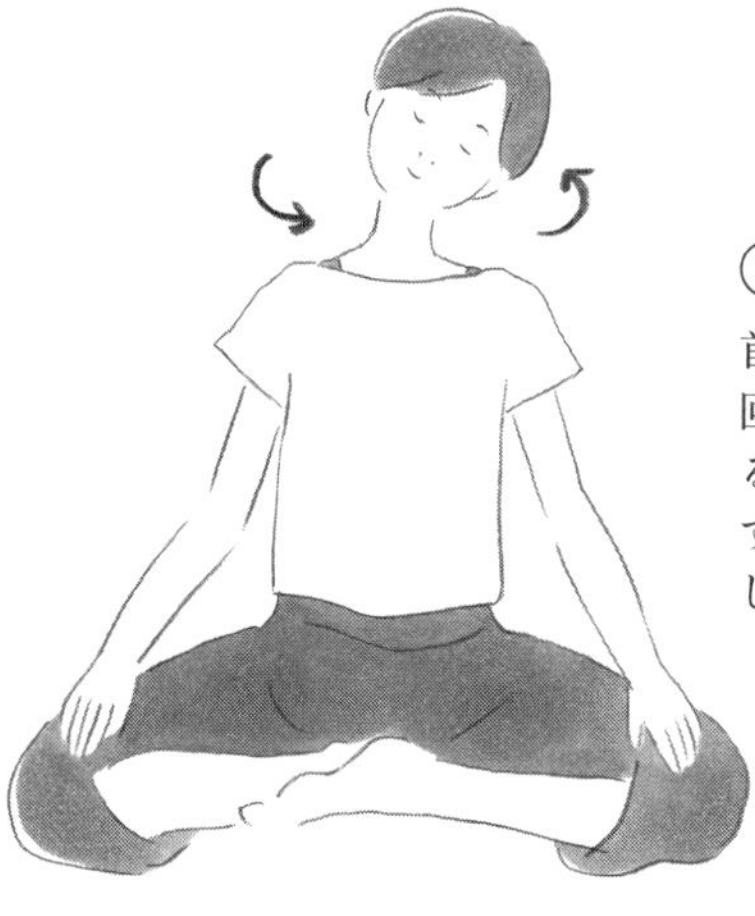

②首回し

首をできるだけゆっくりゆっくり回します。私たちは首を回している時はあれこれ考えなくてすみます。ゆっくり回すことだけに集中しましょう。反対側にも回します。

首は、想像以上に緊張しやすい場所です。ゆるめる習慣がつくと、片側の筋肉がよりかたくなっていることに気づくかもしれません。片方の脳ばかり使っているとそうなるのです。

ゆるめる時は、「ゆっくり優しく」がポイント。緊張しているのにぐりぐり押してしまうと、筋肉を痛めてしまいます。

首がゆるむと、バランスのとれた視点を持てるようになります。そうなった時に、あらためて考えてみてください。

あなたが「地味」だとか「誰にでもできる」と思っていた仕事は、本当に「できて当たり前」のことでしょうか？

他の人にとってはなかなか大変なことで、あなただからこそ続けられているのではないですか？

才能というと、何か特別なことのように感じます。**でも、あなたが「できて当たり前」だと思っていることが、あなたの才能だったりするのです。**

そのすばらしさを、あなた自身が認めてあげればいいだけのこと。

人に注目されるからという理由で、影響力のあるリーダーになろうとしなくたって大丈夫。あなた自身の才能を生かしている時、一番すばらしい形でまわりと調和することができるのです。

ちなみに、自信がなくて才能に気づいていない時だけではなく、自分を過信して傲慢になっている時も、首がカチカチになって視野が狭くなっています。

時々、首を手当てしてゆるめましょう。そうすると、見えていなかった景色がだんだんと見えてきます。

バランスのとれた視点で、自分を見つめると、
「できて当たり前」だと思っていたことが、
自分の隠れた才能だと気づきます。

価値観のバランスがくずれていると……

自分はいつも一生懸命、仕事をしている。でも同じ部署に、怠けてばっかりでろくに仕事をしていない人がいる。本当に信じられない！


「こんな態度をとるなんて信じられない！」

「あんなことを言うなんて、ありえない……。どうして？」

あなたがそう感じてしまうような出来事が起こった時。

相手がおかしいと思ってしまいますよね。でも、もしかしたら「あなたの価値観のバランスがくずれていますよ」というお知らせかもしれません。

価値観が偏り過ぎていると、自分の感覚ではありえない出来事が起こります。

そして「あ、これは価値観のバランスをとるために起こっていることなんだ」と気づくと、問題だと思っていたことは消えてなくなります。


私はこんな体験をしました。

もう何年も前のことです。当時、私はリーダーとして、どんな人にも仕事を楽しんでほしいと思っていました。人の気持ちを受け止めること。寛大であること。それが私にとって大切なことでした。

みんなが仲良く和気あいあいと仕事をする日々。そんな時、新しい仲間のひとりが徐々に批判的になってきたのです。

「どうして自分勝手な行動を許すんですか？」

「なぜ、実力のない人に、仕事を任せるんですか！」

彼が批判的なことを言うたびに、チーム内に緊張が走ります。

やがて他の仲間がその人を批判するようになり……。職場で対立関係ができてしまいました。

そしてある日のこと。彼から私にメールが届きました。

リーダーなのにまわりに注意をしない私を辛辣《しんらつ》に批判した内容。当初は私のやり方に賛同してくれていたのですが、もうそんな気持ちはかけらもないように見えました。

そして、私のチームから去っていったのです。

とてもショックでした……。しばらくいろいろ考えながら過ごしていました。そしてある日、ふっと気づいたのです。

ああ、私があまりにも「寛大」に偏り過ぎていたから、彼は、真逆の「批判」を見せてくれていたんだ――。

私は自分の中の素直な感情を抑え込んでいたことに気づきました。批判的に聞こえる言葉は、実は心のどこかで私がまわりの人に感じていたことでもあったのです。

でも、口には出さないでいた。ネガティブなことだと思っていたから、口に出したくなかったのです。とはいえ、その批判の内容はチーム全体にとって必要なことでもあったのでした。

「そうか……。バランスをとるためだったんだ……」

そう納得したとたん、なんとその人から新たなメッセージが届いたのです！　以前のメールとは打って変わって、感謝と優しさに満ちたメールでした。

あれからいろいろあって、自分がいかに貴重な経験をさせてもらっていたかに気づいた。それなのにひどいことを言って申し訳なかった。心から感謝をしている――。

そんな内容でした。温かい言葉に、私も感謝の気持ちでいっぱいになりました。

目の前で起こっていることの本当の意味に気づく。そうすると、こんなにもあっさりと問題のように見えていたことが消えていくんだ、と驚いた出来事でした。


「これが良いに違いない」「こうするべきだ」と強く思い過ぎていると、その真逆のことを見せてくれる人が現れます。

あなたが仕事をがんばり過ぎていると、びっくりするくらい仕事をしない人が現れるのです。そんな時は
「私が、がんばるべきだと思い過ぎてるのかな」

「バランスをとるために起こってるのかな」

と気づくだけでOK。がんばり過ぎるのがダメだからといって、わざと怠ける必要はありません。

ふっと気づいて「あ、そうか」と思う。それだけで、仕事をしていなかった人が仕事をするようになったり、目の前からいなくなったりします。気づきのパワーはすごいのです。私自身、気づきによってガラッと状況が変わるということを何度も体験しました。同じような経験を報告してくれる方もたくさんいらっしゃいます。

問題が起こるのは、ほとんどの場合、価値観のバランスがくずれている時。

それに気づいたら、あなたの問題はいったいどんなふうに解決するでしょう？　鎖骨の下を指でトントンとして、ちょっと落ち着いたら、あなたの価値観を見つめ直してみましょう。

価値観のバランスがくずれていることに気づくだけで、思いもよらない展開で問題が解決します。

2章
カラダがゆるめばわかる、健康のこと

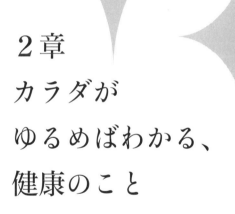

ゆるめて眠れば、睡眠の質が上がる

あれをやらなきゃ、これもやらなきゃ！

やることが山積みで、睡眠時間がしっかりとれない。

なんだかいつも疲れている気がする……。


あなたにとってベストな睡眠時間は何時間ですか？　毎日、十分に眠れているでしょうか？

「もっと眠りたいけど、なかなか時間がとれない」

「寝ようとするのだけど、寝つきが悪い」

という声をよく聞きます。

やりたいことや、やらなくてはならないことなら、時にはカラダを緊張させてがんばることも必要。でも、ずっとカラダを緊張させたままでいると、常に交感神経が優位の状態になります。

がんばっている時は、自律神経のうち、交感神経のほうが活発に働いています。リラックスしている時は、副交感神経が優位になり、疲れたカラダを修復する作業が始まります。

がんばり過ぎていると、この切り替えがうまくいきません。

ベッドに入っても「明日はあれとこれをして……」と、ぐるぐる考えて眠れなかったり。何とか眠れてもリラックスしていないので副交感神経がうまく働かず、疲れがとれなかったりします。副交感神経優位に切り替えて、**修復効果の高い睡眠にするためには、カラダをゆるめるのが一番。**

あなたが一日をどんなふうに過ごしているかで、ゆるめ方が変わってきます。次のページの2つのパターンのうち、当てはまるものを選んで、寝る前に手当てをしてみてください。

ぐっすり眠るための手当て

デスクワークの多い人
パソコンに向かって作業をするなど、あまりカラダを動かしていないと、頭ばかりが緊張しています。バランスをとるための手当てをしましょう。

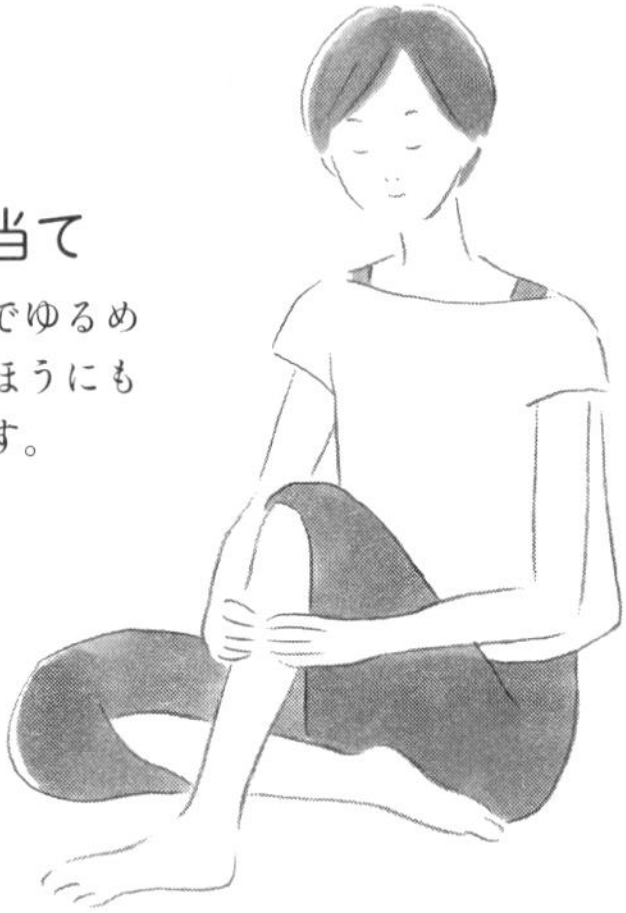

①ふくらはぎの手当て

両手でふくらはぎをもんでゆるめます。エネルギーが下のほうにも流れてバランスが整います。

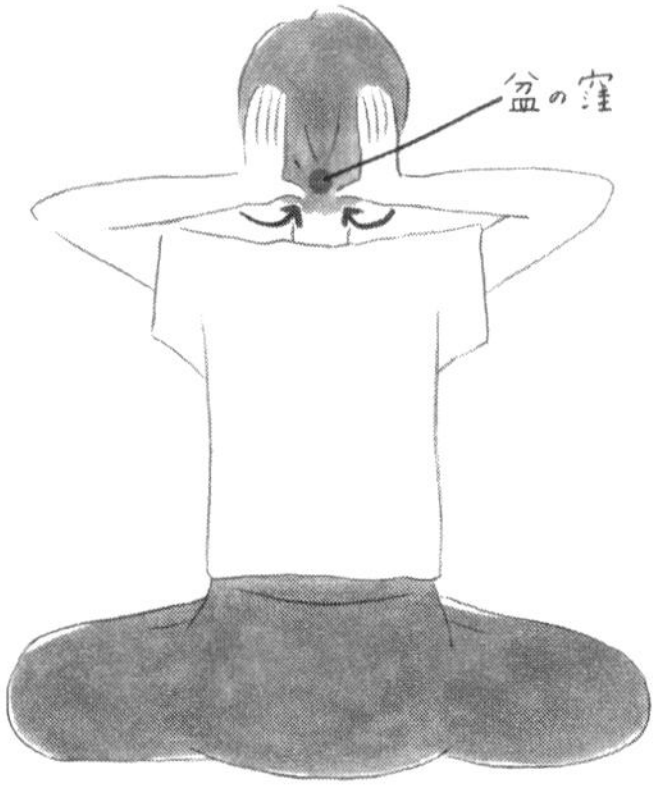

②頭の手当て

頭を使い過ぎると後頭骨の下がかたくなります。盆の窪の両隣に親指で圧を入れながらぐるぐると回してゆるめます。

外回りや立ち仕事など、カラダを動かす人

カラダを動かしている人は、下半身のバランスが悪くなっていることがあります。筋肉をゆっくりと伸ばすと、偏りや疲労がなくなります。

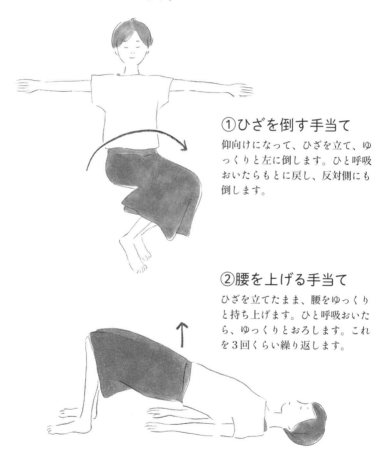

①ひざを倒す手当て

仰向けになって、ひざを立て、ゆっくりと左に倒します。ひと呼吸おいたらもとに戻し、反対側にも倒します。

②腰を上げる手当て

ひざを立てたまま、腰をゆっくりと持ち上げます。ひと呼吸おいたら、ゆっくりとおろします。これを３回くらい繰り返します。

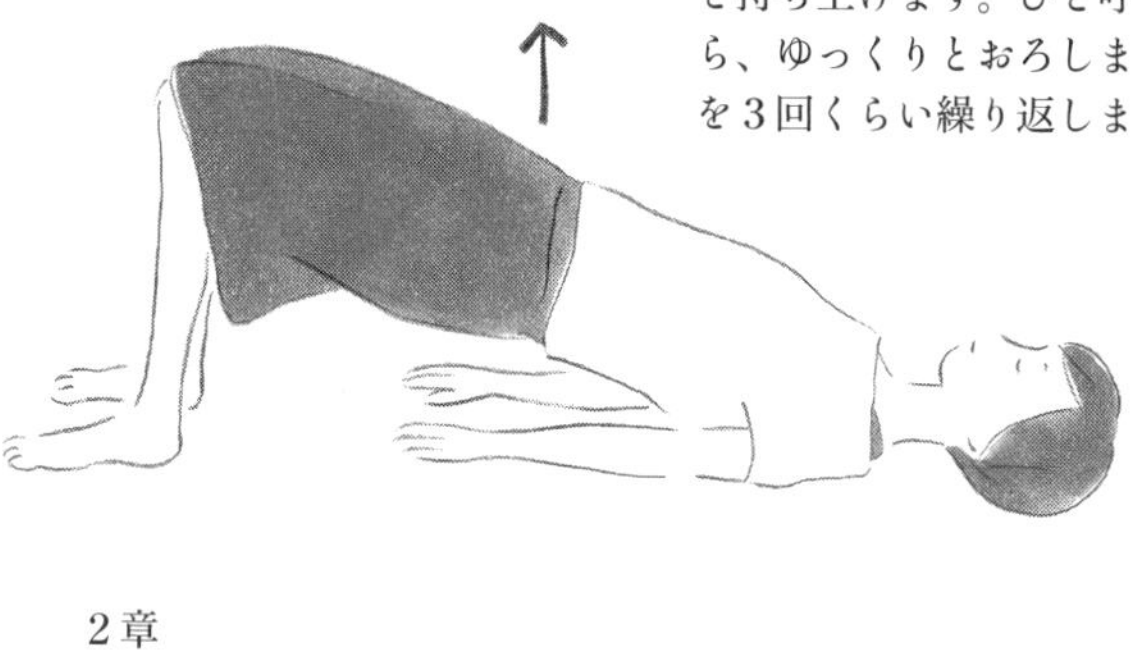

一番おすすめなのは、全身をまんべんなくゆるめるということ。

実際、思いもよらないところが緊張していたりするので、全身を手当てするのが確実です。

和みのヨーガの教室では、1時間ほどかけて頭から足までじっくりゆるめます。**寝る前に行うと、ぐっすり眠れて、寝ている間にカラダが必要なところをすべて修復しておいてくれます。**


毎日夜遅くまでデスクワークをするという方が、必ず和みのヨーガをしてから寝ていると言ってくださいました。疲れている時に手当てをするのは、最初はおっくうに感じていたとのこと。でも、ちょっと無理をしてしまった時でも、手当てをしてから眠ると、翌朝スッキリと起きられることに気づいたそうです。


ちなみに、これらの手当てをすべて行う必要はありません。気に入ったものだけすれば十分。

不眠で悩んでいる方は、拙著『かたくなったカラダをゆるめる和みのヨーガ』の中にある手当てを試してみてください。

睡眠によって回復するということは、私たちが持って生まれたすばらしい能力。

ただ、緊張し過ぎていると、それがうまく働かなくなってしまいます。

カラダをゆるめてぐっすり眠り、自分が修復されていくのを感じましょう。自分自身の治癒力を実感します！　睡眠の力は本当に偉大です。

健康でいるために一番大切なのは睡眠。
たとえ短時間でも、カラダをゆるめてから眠れば
修復力の高い睡眠になります。

どうしてもお菓子を食べすぎてしまう時は

ダイエットしようと何度決意しても……。やっぱり、結局食べてしまう！　どうすれば食べなくてすむ？

砂糖の取り過ぎは百害あって一利なし。太ってしまう上にいろいろな病気の原因になってしまいます。わかってはいるけれど……。甘いものを食べた時の満足感に、意志の力であらがうのは難しいですよね。

お菓子を食べたい時は、食べましょう！　我慢しても、よけいに食べたくなってしまいます。

そのかわり、食べる前に「儀式」をしましょう。

まず、満腹中枢を刺激する耳のツボを押します。何度か押したら、耳全体をマッサージしましょう。

耳にはカラダのあらゆる部分を刺激するツボがあります。全体をほぐすことで食欲を抑えると同時にイライラを解消し、胃腸の働きを整えることができます。

ちょっと痛いけど気持ちいいと思うところは、特にしっかりゆるめましょう。

そして、食べる時は、食べることに集中。「ながら食べ」はNGです。罪悪感を持たず、よく噛んで、ゆっくり楽しく食べてください。食べ終わったら「どうして食べたくなったのかなぁ」と考えてみてください。

急に甘いものが食べたくなるのは、た

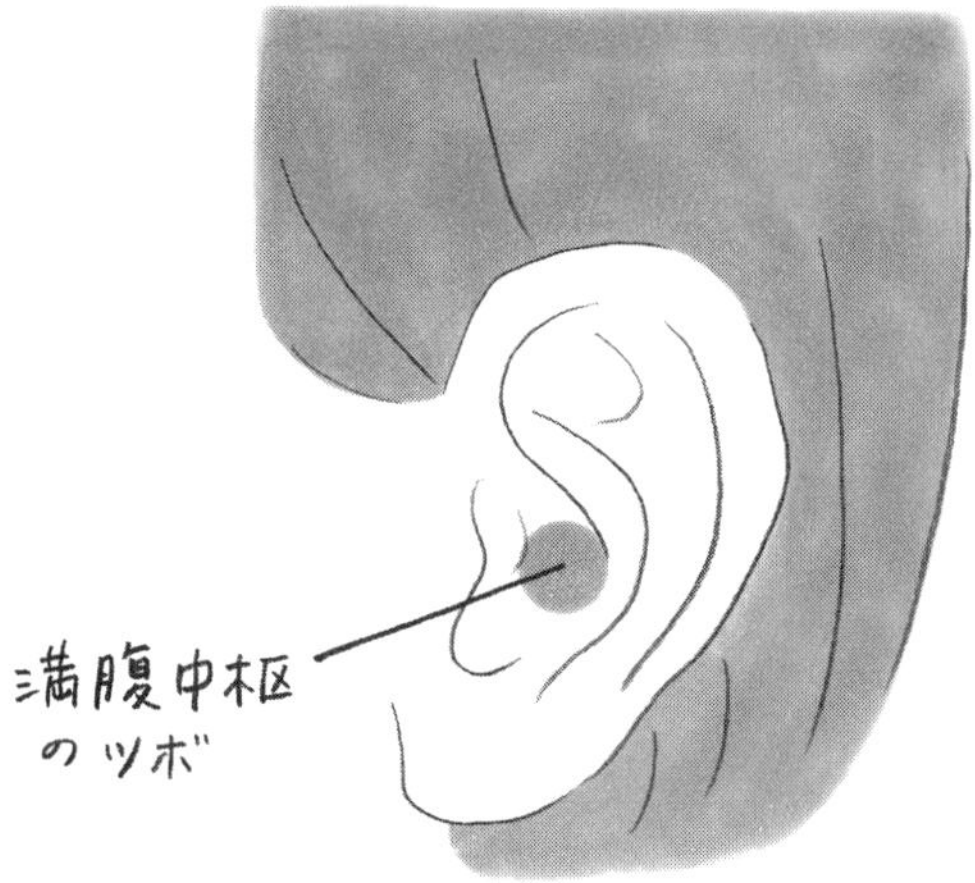

いていストレスを感じている時。でも、何に対してイライラしているかわからないまま、食べてしまっていることが多いのです。

いったい何に、どうして、ストレスを感じているのかを考えてみましょう。

「あの人の、あの発言にカチンときたんだな。冷たい言い方に聞こえたからかなぁ？」そうやってイライラの原因を追究してみると、少し自分のストレスを客観的に見ることができます。

ストレスの正体がわかると「なーんだ、こんなこと気にしてたのか」と、意外とすんなり手放せることも。少なくとも、気づいていない時よりは振り回されなくてすみます。

それと同時にやっていただきたいのが、やはりカラダをゆるめるということ。

カラダをゆるめるのは気持ちがいいことです。ストレスを手放し、安心感に包まれて、ぼんやりとする――。これは、カラダをベストコンディションにするためのホルモンがたくさん出ている状態。

甘いものを食べて急激に血糖値を上げなくても、満足して幸せだなぁと思えるのです。

和みのヨーガを始めた方は、だいだい3カ月くらいで、変化を感じられるようです。でも努力している感じがしないので、

「あれ、いつのまにか甘いものをあまり食べなくなったかも……」

という方も多いです。

がんばってダイエットをするよりも、ただただ気持ちがいい手当てを自分のペースで続けてみませんか？

カラダをゆるめてストレスを手放せば
甘いものがなくても満足することができます。

病気になる本当の理由

最近、偏頭痛がひどい。肩こりも、ひどくなる一方。

これってやっぱり歳をとったってこと？


病気の原因はストレスにあるといわれています。

でも、少しのストレスですぐに深刻な病気になるわけではありません。問題は、なぜ病気になるまでストレスをためてしまうのか、ということ。

私たちの頭には、毎日たくさんの情報が詰め込まれます。よくよく考えたらおかしなことでも、正しいものとして受け取ってしまうこともある。

それで時々、間違った方向に進んだり、がんばり過ぎたりします。その結果、ストレスをためこむのです。

頭はストレスをなかったことにする。ストレスを見ないようにしてしまう。

でもカラダはそれを無視しません。

あなたが感じたストレスをすべて受け止めます。

違和感、不安、憤り、悲しみ。それらは緊張となって筋肉や臓器に蓄積されます。

そのせいで血液やリンパの流れが悪くなり……やがて病気が生まれるのです。

原因不明の病気になってしまう時。それは多くの場合、

「本来の生き方ではなくなってきていますよ」

と、カラダが教えてくれているのです。


たとえば、女性が女性ならではの感性を生かすのではなく、男性のように働かなければならない場所に居続けたら。男性に張り合おうとして、がんばり過ぎてしまったら……。

無意識のうちに自分の「女性性」を否定し続けてしまうことになります。

そのストレスはカラダにたまり、ひどい時には子宮ガンや卵巣嚢腫という形で表面化することもあるのです。

他にも、自分の中にある怒りを無視していると腸や肝臓が悪くなったり。悲しい気持ちを見ないようにしていると、肺に問題が見つかったり……。昔から「感情は五臓六腑につく」といわれている所以《ゆえん》です。

でも、何かしらの病名をつけられてしまうほど深刻になる前に、カラダから小さなメッセージが送られているはずなのです。

腰が痛い、偏頭痛がひどい、肩や首がこる、なかなか寝つけない……。

これらはすべて

「違う方向に進んでしまっているよ」

「本当のあなたじゃなくなっているよ」

というカラダからのメッセージ。一生懸命あなたに呼びかけているのです。

それを放っておくのではなく。薬で痛みだけを止めるのでもなく。

自分の生き方をもう一度、じっくり見つめてみてください。

また、具体的な症状がなくても、カラダに触れることでメッセージに気がつくこともできます。私はこれを「心とカラダのストレスチェック」と呼んでいます。簡単にできますので、試してみてください。

①頭のてっぺんを両手の指でグーッと押す

やわらかくてハリがないと感じたら、かなりストレスがたまっています。血液・リンパ・脳脊髄液の流れが悪くなってしまっている状態です。

②口の横に両手の指を当てて、くるくると回しながら押す

痛い・かたいと感じたら、言いたいことを言わずに我慢してしまっています。本音を抑え込んでいませんか？

③腕の付け根に手を当てて、強めにくるくると回しながら押す

痛い・かたいと感じたら、人の期待に応えようとがんばり過ぎているかもしれません。または、思うようにならない人への怒りがあるかも……。

④手の親指と人差し指の間にある合谷を強めに押す（場所は75ページ参照）

右手が左脳に、左手が右脳につながっています。右手が痛いと左脳を、左手が痛いと右脳を使い過ぎている状態です。

心とカラダのストレスチェック

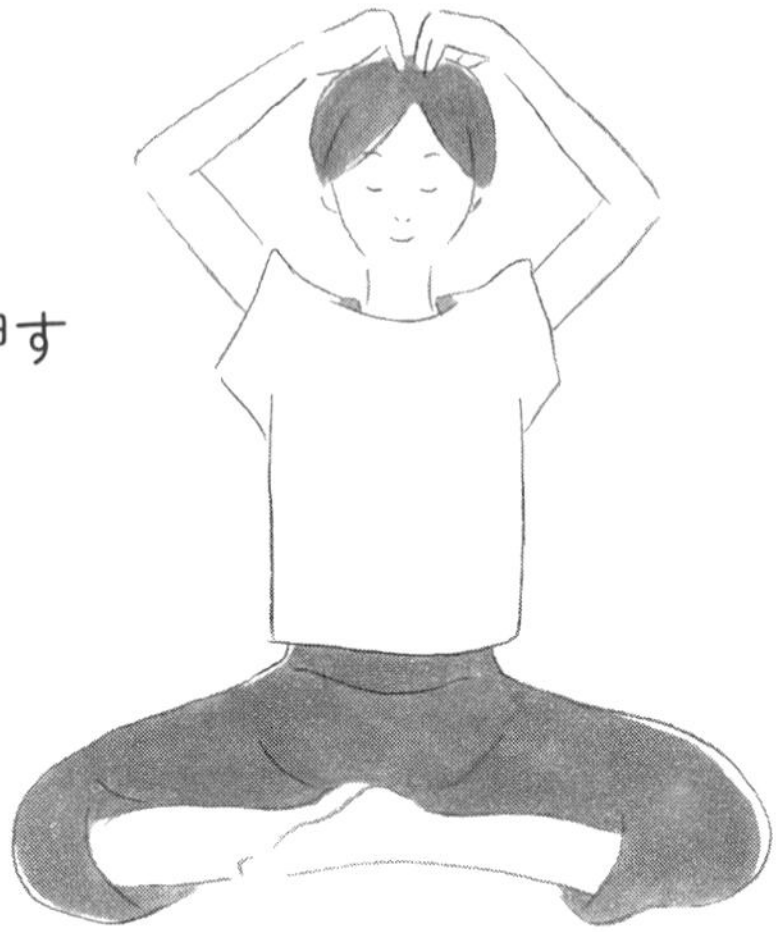

①頭のてっぺんを押す

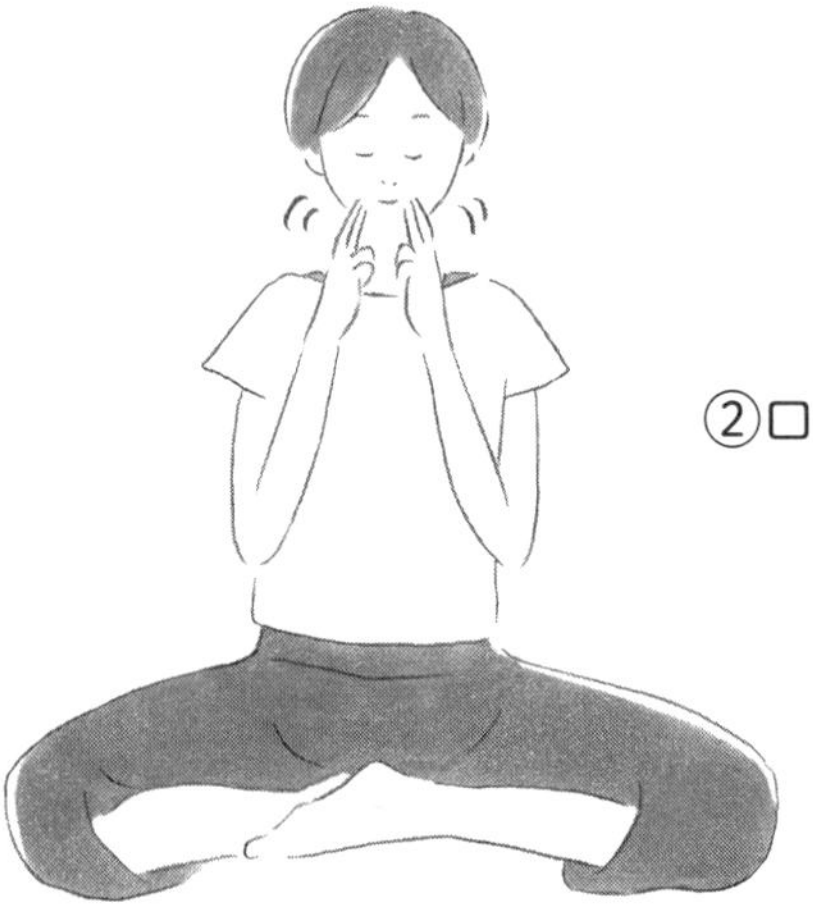

②口の横を押す

③腕の付け根を
強めに押す

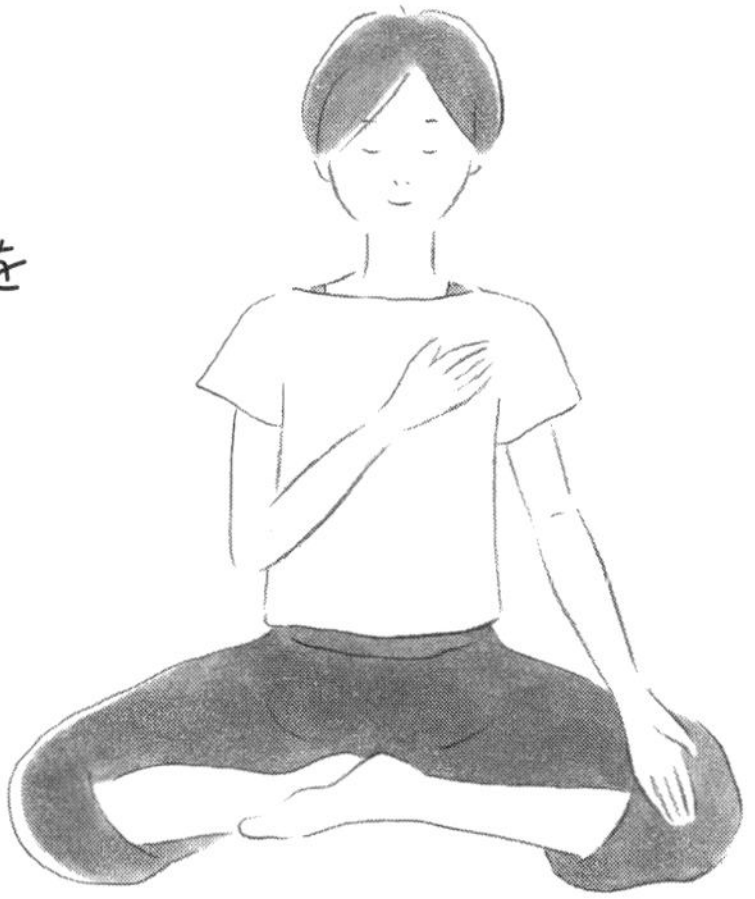

④合谷《ごうこく》を強めに押す

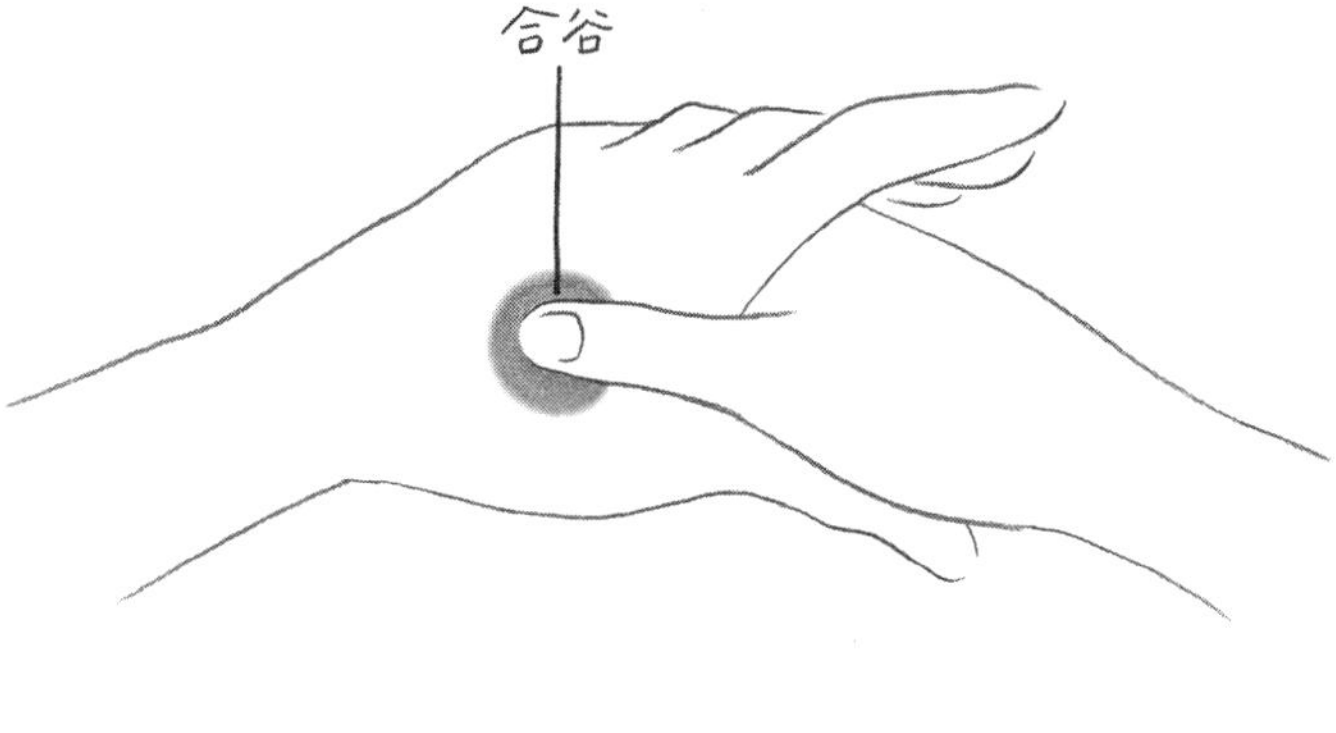

時々このストレスチェックをして、自分の状態を確かめておきましょう。早めに気がつくことができれば、病気にならずにすみます。

あなたのカラダの状態は、今、あなたが選んでいる生き方そのもの。

もし自分らしくない生き方をしていたら、カラダが教えてくれます。カラダからのメッセージを素直に受け取ってみましょう。

体調が悪くなったら、それによってカラダが何を教えてくれようとしているのか、考えてみましょう。

2章
カラダがゆるめばわかる、健康のこと

カラダの痛みは過去の記憶

ぎっくり腰を経験して以来、腰痛が悩み。
この痛みを何とかしたい！

和みのヨーガの教室には、慢性的なカラダの痛みに悩んでいる方がよく来られます。中には、ひざが痛くて曲げられず、正座ができないという方も。

教室では自分で自分を手当てするソロワークのあと、お互いに手当てをするペアワークをします。手当てをする側の人は正座をするのですが……。

最初は痛くて正座ができなかったのに、ペアワークが終わる頃には正座ができるようになっていることがあるのです。

まずはソロワークで、自分でしっかりゆるめる。そして、ペアワークで相手にもゆるめてもらう。その後、交代して目の前の人を一生懸命手当てしていると、

「あれっ！　正座ができている……」

ということが起こります。

これは、全身の緊張がゆるんでバランスが整うと同時に、目の前のことに集中しているから起こること。過去の記憶の中ではなく、「今ここ」にいるから起こることなのです。


私たちの脳は、最も痛みがひどかった時の感情をカラダの緊張とともに記憶しています。そして、なかなか忘れてくれません。

これも私たちを守るためなのですが「これを忘れちゃダメだ！」と、痛みの記憶をずっと握りしめているのです。握りしめていると手放せませんよね？

ギュウ～ッと緊張して握りしめている手を、なでて、さすって、ゆるめると、ポロッと手から離れます。

過去の痛みの記憶を脳が手放すのです。カラダをゆるめるというのは、そういうことです。

そして、今はもう痛くない、もう大丈夫なんだ、と脳が認識する。だからできなかった正座ができるのです。

他にも、脳溢血の後遺症でカラダがうまく動かせなかった方が、和みのヨーガのソロワークとペアワークをしたところ、あぐらがかけるようになったこともあります。

カラダをゆるめて、痛みの記憶を手放せば、「今ここ」に戻ってこられるのです。

これは、心の痛みも同じことです。

カラダが緊張したままだと……。つらい出来事の記憶を、緊張した手でギュウ〜ッと握りしめ、それを凝視しながら「こんなこと忘れたい！」と言っているようなもの。

心は過去にあるので、目の前の人が優しくしてくれても、その愛を受け取れません。今ここで起きていることを素直に感じられないのです。

でも、カラダをゆるめると変わります。教室では、その劇的な変化をたびたび目の当たりにしています。

あの人がしたことが絶対にゆるせない。あんなひどいことをされて忘れられるわけ

がない。そう言って、つらそうにしていた人が、

「……んー、もう、どうでもいいことかなって思ってます」

とおっしゃるようになるのです。


なかなか治らないカラダの痛み。消えてくれない心の痛み。

もしかしたら、それは、あなたがギュウ～ッと握りしめてしまっているから、手放せないのかもしれません。

握りこぶしをゆるめて、ふわっと手放してみませんか？

カラダの痛みも、心の痛みも、ゆるめることで
手放せます。そうすると、
かけがえのない「今」を生きることができます。

簡単に「大丈夫」になれる生き方

いろいろな健康法を試したり、サプリを飲んだりしているけれど疲れやすいし、風邪をひいたらなかなか治らない。若くて元気だったあの頃に戻りたい……。

私は、カラダをゆるめることの大切さとともに、昔からカラダに良いとされていることをお伝えしています。それはたとえばこんなこと。

・口で呼吸するのではなく鼻呼吸をする。ゆったりとした深い呼吸が大切。
・朝起きたら、太陽の光を浴びる。

・カラダを冷やす格好をしない。冷たい飲み物や食べ物を取り過ぎない。
・食事はできるだけ和食にして、腹八分目に抑える。

昔ながらの健康法です。みなさんも一度は聞いたことがあるでしょう。

ところで。

「ミトコンドリア」ってご存知ですか？　私たちのカラダは約60兆個の細胞でできています。その一つひとつの中にミトコンドリアという細胞小器官があります。最近、このミトコンドリアが、健康・若さ・美貌のカギだということが解明され、注目されています。

若々しい人、持久力のある人、免疫力の高い人、肌が美しい人。

そういう人の細胞にはミトコンドリアが多い。私たちが健康でいるためのエネルギーをミトコンドリアが作っているからだ、ということがわかってきました。

そして、実は……。

先にあげた昔ながらの健康法は、ミトコンドリアが喜ぶことばかりだということもわかったのです。

ミトコンドリアは酸素が大好き。そして低体温を嫌います。ゆるんだカラダで深い呼吸をして酸素をたくさん取り入れる。カラダを冷やさないようにする。そうすると、ミトコンドリアは元気になってどんどん増えます。

太陽の光を浴びると、ミトコンドリアは活性化しますし、和食で効率よく取ることのできる栄養素が、ミトコンドリアの働きを助けるのです。

科学の発達が、昔ながらの智恵のすばらしさを証明してくれています。簡単なことを日々、淡々と続けていくだけで、私たちはとても丈夫になる――「大丈夫」な人生を生きることができるのです。


ミトコンドリアが喜ぶことをするのが健康の秘訣です。

一番良くないのはストレス。

ストレスはカラダを冷やし、呼吸を浅くします。

3章
カラダがゆるめばわかる、人間関係のこと

周囲に気を使い過ぎて、疲れはててしまったら

人間関係は気を使うことばかり。
すぐに怒ったり、ふてくされたりする人に
気を使わなければいけないから、もうへとへと……。

念願の彼氏ができた方がいました。

あまりにも嬉しくて、ツイッターやブログで報告し、友達同士で集まった時も彼氏とのラブラブぶりを話していたそうです。

すると、友達のひとりがブスッとした顔で帰ってしまいました。

「私がのろけ話ばかりするから、気に障ったんだ。彼氏とうまくいってないのかな」

「悪いことをしちゃったな、次に会った時に謝らないと……」

「でも自分が不幸だからって、あんな態度をとらなくたっていいのに！」

その方は帰っていった友人のことを気にして、しばらくやきもきといろいろなことを考えてしまったそうです。

みなさんはもうわかりますよね。**そう、ただの思い込みです。**

あとで聞くと、そのお友達はのろけ話なんて全然聞いていなくて、違うことで悩んでいたとのこと。

別のある方は、すごく腹の立つことを言われて、相手に対して2年間もモヤモヤとした思いを抱えていました。

ある日、やっぱり自分の気持ちを伝えようと決意。たまたまその出来事はビデオ撮影中のことだったので、確認しておこうとそのビデオを見たところ……。何と、自分が言われたと思っていた言葉と相手が実際に口にしていた言葉が、まったく違っていたそうです！

これって「暗闇でのシャドーボクシング」みたいだと思いませんか？

勝手に攻撃してくる人を作って、暗闇の中でやみくもに戦う。攻撃は妄想でしかないので、必死になって防御のシミュレーションをしても何の意味もありません……。他の人がこれをしていると、よくわかります。人のことはすぐ気づく。でも、自分のこととなると、なかなか気づきません。


相手に配慮する気持ちが、イライラに変わってしまったら。

ちょっと考えてみてください。

あなたが想像している相手の気持ちって、本当に確かなものですか？　結局のところは、あなたを責めているのはあなた自身だったりしませんか？

たとえば、あなた自身が
「自分が幸せじゃない時には、人の幸せなんて喜べない」

と思っていたら……。

「幸せじゃない人は、きっと私の幸せを喜んでくれない」

という思い込みを無意識に持っている。それで、人の反応をネガティブに受け取ってしまうのです。

暗闇でのシャドーボクシングをしていることに気づいたら、すぐにやめられます。

無駄なエネルギーを使ってへとへとになることもありません。

もしも、面と向かって批判する人がいたら、ただ「この人は、こう思うんだなぁ」と思っていればOK。価値観の反対側を見せてくれているだけのことです。もしくは、あなたの価値観のバランスをとるために起こっていることかもしれません。


人間関係をややこしく面倒くさいものにしているのは、実は私たち自身。

一歩引いて気づくことができれば、目の前の世界は変わっていきます。

優しい人は、とても気を使います。
でも、自分や他の人を責めてしまうようなら、
それは思い込みから来ているかもしれません。

人に何かを頼まれた時、断れないのはなぜ？

何かを頼まれると、ノーと言えない私。
時々「あ〜もう嫌！　なんで私にばっかり頼むの？」と思ってしまう。

まわりの人とコミュニケーションをとる時、私たちの心の中にはさまざまな感情が生まれます。どんな感情が生まれるか――それは、あなたが最も優先していることと深く関わっています。

次の４つの中で、どれがあなたにとって最も大切ですか？

なんとなく「これかなぁ」と思うものを選んでみてください。

①優秀であること
②目の前の人を幸せにすること
③人に好かれること
④楽をすること

あなたが何を優先しているかがわかると、人に何かを頼まれた時、それを「断れない本当の理由」がわかります。

①を選んだ人は「できない人」だと思われたくないから断れません。断ることで、自分の評価が下がると感じます。あなたは目標達成のために努力を惜しまない人。能力が高いので多少の無理難題は乗り越えてしまいます。人のお願いを聞いてしまうのは、いつも頼りがいのあるスーパーマンでいたいから。

②が大切な人はお願いをされることを喜びます。愛にあふれている人で、いつもま

わりの人に何をしてあげようかと考えています。でもそれが行き過ぎてしまうと、お節介になって相手の成長する機会を奪うことも。あなたは、人に必要とされたいから、または影響力を失いたくないから、何でもお願いを聞いてしまっていませんか？

③の「人に好かれること」を選んだ人は、断ることで相手にどう思われるかが気になります。人に嫌われたくないから断れません。あなたは思いやりのある優しい人。いつも全体の調和を大切にしています。でも、他人のことばかりを優先して、自分自身の想いを無視してしまうこともあるのでは？

④の「楽をすること」が大切な人は、断ることで人間関係にひびが入ったり、トラブルが起こったりするのを避けたいと思っています。頭の回転が速く、結果がすぐ想像できるので、面倒なことになるくらいなら全部自分でやろうと思うのですが……。抱え込み過ぎてパンクしていませんか？

仕事では①だけど、プライベートでは②だという方もいるかもしれません。その場合は両方を参考にしてみてください。

理由はそれぞれですが、あなたが頼まれごとを断れないのは、相手が無理強いをしているからではないということがわかりますね。

あなたがやりたいから、やっていることなのです。

対人関係において、自分は何にこだわっているのか。相手からの評価なのか、信頼なのか、好意なのか、それとも、合理性なのか。それを客観的に見ることができると、自分が抱えている感情の正体がわかったりします。

もちろん、何が良くて、何が悪いという話ではありません。

大切なのは「自分は、こういう傾向があるんだ」とわかること。

自分がやりたくてやっていることなんだ。他人にやらされているわけではないんだなぁ……と気がついてみてください。

それが納得できると、相手を責めて苦しむことがなくなります。それに、人に持たされている荷物は重く感じますが、自分が好きで持っているものならわりと平気ですよね。

すべては自分で選んでいることだとわかると、よけいな感情を抱えることなく、あなたが本来持っている能力を発揮することができます。

そして、**自分が本当にしたいこと、その状況で必要なことを選択できるようになるのです。**

本当に時間がなかったり、疲れていたりすれば、ノーと言うことができる。
無理をしてでも応えたい時は、誰かに文句を言われても、やりたいことをやる。
時には、自分のやりたいことだけに集中してみる。
あえて自分でやってしまわず、他の人を信頼して任せてみる。

感情に振り回されて、人を批判したり、自分を責めたり、後悔したり、罪悪感を覚えたりするのではなく……。自分で納得して、選択する。

これって、とても自由な生き方だと思いませんか？

ところで、①～④のタイプはあなたの生まれ持った特性というわけではありません。

それぞれがまったく違うタイプのように見えるかもしれませんが、価値観が変わるような経験をすると、①だった人が②になったり、③だった人が④になったりします。すべてのタイプの価値観を体験する人もいます。

和みのヨーガの教室に来られた方の中には、カラダをゆるめることで、性格が変わったように見える方もいらっしゃいます。出会った頃と比べたら「まるで別人！」という方も。

今のあなたが、自分はどんなタイプかと考えた時、ひとつの傾向が見えてくると思います。でも実は、それは簡単に変えられるもの。私たちは、さまざまな自分自身を自由に選択して、何者にでもなれるようになっています。

あなたの世界を作っているのはあなた自身。
自分を客観的に見ることができたら、
本当にしたいこと・必要なことが選択できます。

他の人が魅力的に見えて、自己嫌悪におちいったら

素敵な人に出会うと。

それに比べて私は……と落ち込んでしまう。

嫉妬をする時って、自分が嫌になる。


「あの人、いいな」と思った時。

自分にはそういう魅力はないと思ってしまうことがありますよね。だから、うらやましくなる。

実は、違います。

あなたの中に、同じ魅力や資質があるから、その人を魅力的に感じるのです。

もし、あなたが同じ要素をまったく持っていなかったら、その人の魅力なんて気づきもしません。特別なものだとは思わないでしょう。

ある方が私に「あなたって、とってもかわいらしいですね」と言ってくださいました。私は、その方こそかわいらしい方だと感じていました。

またある方は「あなたって、さっぱりした方ですねぇ」と言ってくださいます。その人こそ、さっぱりとした性格の気持ちの良い方なんです。

「かわいらしい」と「さっぱりしている」は、真逆のように思いませんか？　この方たちは、私の中に自分と同じ要素を見ているだけなんです。同じものを持っているから、そこに惹かれるわけです。

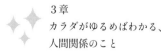

だから、あなたが誰かを素敵だと思っても、嫉妬をする必要はありません。

素敵だと思ったら、自分の中にも同じものがあるんだと気がついてください。

すると、まだ隠れているように見えるあなたの魅力や才能にスイッチが入ります。

自分にはあんな魅力はない。自分にはそんなにすばらしいことは起こらない。そう思っていると……。それが現実化します。私たちがいるこの世界では、思っている通りのことが現実になるのです。

たとえば、赤ちゃんが欲しいと思っているのに、なかなか授からない時。友達から妊娠したという報告があったとします。嫉妬するのではなく「あ、じゃあ次は私の番だ！」という気持ちで、そのニュースを受け取りましょう。

もし、嫉妬の気持ちがむくむく出てきたら。

ちょっとカラダを手当てしてみてください。肩の手当てでも胸の手当てでもＯＫ。カラダがゆるむとゆとりが生まれます。素直に、次は自分の番だと思えたら――それが現実になるのです。

話は変わりますが「他人の不幸は蜜の味」という言葉があります。

これは、同じくらいの位置にいる人を自分より「下げる」ことで、自分が「上がった」気になること。そう考えたら、嫉妬心はその逆で、人を「上げる」ことで、自分が「下がった」気になることですね。

こんな比較をしている限り、一生、本当の意味で幸せにはなれません。

比較をすることで自分が上がった気になっても、それは本物の自己肯定感にはならないのです。

少し先を歩いているように見える誰かと比較をするのではなく、**自分が自分なりに成長していること。未来に向かって着実に前へ進んでいることをしっかりと感じてみてください。**

それが、ゆるぎないあなたの自信へとつながっていくでしょう。

誰かを魅力的だと思うのは、あなたが魅力的だから。
あなたの中にあるものだからこそ、
相手の中にそれが見えるのです。

誰かに対して心がザワザワする時は

どうして、こんなことに気づかないの？
どうして、そんなことで怒るの？
あの人のことが理解できない！

私たちは時々、目の前の人がしていることを見て、心がザワザワします。
何とかしたくて、相手に文句を言ったり、自分を正当化したりしても……。それでザワザワが解決することはほとんどありません。

かつて私は、こんなことを経験しました。

私は、ケチだと感じるような振る舞いをする人を見ると、心がザワザワして、何だかモヤモヤした気分になっていました。

自分はというと――。何かあればいつもお土産を買って持っていき、人に会えば食事をごちそうしていました。そうしないと気がすまないのです。何かをいただいたら、倍にして返したくなってしまいます。

「どうしてだろう？」と考えました。そして気づいたのです。


自分のことをケチだと思っているからだ！


そう考えればつじつまが合います。

ケチな人を見てザワザワするのは、見たくない自分を相手の中に見ているから。何でも人にしてあげたいのは、ケチである自分を何とか隠していたかったから。実は、自分はケチだと思い込んでいたのです。

「いったいどうして、自分のことをケチだと思ってるんだろう？」と記憶をたどっていくと――。思い当たることがありました。

私の母は、昔から人に物をあげるのが大好きでした。私が小学生の頃だったでしょうか。母の日に手作りのスリッパを作ってプレゼントしました。

母はとても喜んでくれたのですが、そこにたまたま訪ねてきた近所のおばさんがいつものように言いました。


「あら、これいいわねぇ」

すかさず母は言います。

「そうね、これあなたにとっても似合うわ！　あげるから持っていって！」

「ええっ、お母さん！　これ今、私がお母さんにプレゼントしたのよ！」

驚いた私が思わずそう言うと、母はこうつぶやいたのです。

「まあ、恵子ちゃん……。あなたケチねぇ」


母は親切で優しい。でも私は、冷たくてケチなんだ……。

そう思うようになったのは、この出来事がきっかけだったのではないかと思います。

このことに気づいた時から、だいぶ客観的に自分を見られるようになりました。

自分はケチだ。でもケチであってはならない。ケチだと思われるようなことをしてはならない――。

そういう思い込みがあったんだということに気づくと、目の前の人がケチだという印象につながるようなことをしても、気にならなくなりました。

そして「ケチ」であることの良い面（！）が見えてきたりするのです。

ケチは、意地悪なこと・心が狭いことですよね。でも、別の側面から見ると、こんなことができる能力でもあります。

・自分にとって大切なものを、自分のために持っておくことができる
・相手に愛を押し付けずに、本当に必要なものだけ渡せる

すべてのものごとには、両面があります。

完全に良いだけのもの・完全に悪いだけのものは、この世に存在しません。ひとつのことを片側から見て、良い・悪いと判断する必要はないのです。

両面を見ることができる視点を持つと、心がザワザワすることが減ります。自分

に対しても、他人に対しても、「こうあるべき！」と思わなくなるからです。
「これをするべき」「こうあってはいけない」という思い込み――そのほとんどは、過去に親や先生、友達などから貼られたレッテルから生まれています。

ただ、これは「親のせいだ」とか「過去の経験がトラウマになっている」などということではありません。

今のあなたがカラダを緊張させてしまって余裕がないのか、それとも、ゆるんで安心している状態なのか。それによって、過去というスクリーンに映し出される映像のタイトルが変わってくるのです。

これは、過去に起こったことが原因となって、今のあなたが作られているわけではないということ。

今、自分を客観的に見て、新たな価値観を選び取れば、過去の出来事の見え方が変わる。それくらい、過去のことは「あなた次第」なのです。

思い込みは過去の出来事につながっています。でも「今ここ」ですぐに変えられるものなのです。

あなたの心をザワザワさせるのは、思い込みのしわざ。
自分に対しても、他人に対しても、
「こうあるべき」を押し付けなくなると、ラクになります。

ゆとりがあると、好きな人が増える

どうしても好きになれない人がいる。こんなに好き嫌いが激しい私ってどうなの？


もし「私は人の好き嫌いが激しい」と思ったら。

まず「私はとっても感性がいい。感じる力がある！」と思ってください。自分にぴったりくる人かどうかを見分ける力があるということです。

でも、いつも忙しくして、がんばり過ぎていると――ぴったりくる人以外を受け入れる余裕がなくなってしまうものです。

気が合う人といると安心。でも合わない人といると心がピリピリして疲れる……。

これは、カラダがカチカチで、心にゆとりがない状態。**手当てをしてゆるめるということを続けると、だんだんとゆとりが生まれ、許容範囲が広がっていきます。**

和みのヨーガの教室にいらっしゃる方は、カラダが緊張していることが多いのですが、そういう方は自分のカラダに触れられることに抵抗があるようです。

でも、ソロワークで全身がゆるんでくると、何だかふわふわした気持ちになって、心が安心してきて――。ペアワークの時には相手にすんなり身を任せることができたりします。

また「男性には触れられたくない」という女性もいます。ですから慣れていない方に男女でペアワークをしていただくことはありません。

でも男女で手当てをし合うと、実はとても効果が高いのです。陰と陽の異なるエネルギーを交換することになるので、気の巡りがぐっと良くなり、カラダがどんどんほぐれていきます。

これを聞いて興味を持った方が、初めて男女のペアワークをされました。すると、想像以上に気持ちの良い手当てだったとのこと。また、「相手はよく知っている人ではないのに、何だかすごく親しみが湧いてきました」と話してくれました。

私たちは、カラダがゆるむと自分を防御する必要がないとわかります。そして安心して人にゆだねることができ、心地良さを味わうことができる。

心地良い状態にしてもらっている相手を嫌ったりしないですよね。また、先入観のない素直な目で人を見るので、その人の本質が見えたりするのです。

日常生活の中で、

「なぜだかわからないけれど、どうしても生理的に受けつけない人がいる……」

ということはありませんか？

そういう時は、潜在意識が勝手にあなたを守ろうとしているのかもしれません。

相手の見た目や口調、雰囲気が、過去にあなたを不快にさせた人に似ていると、同じことが起こるかもしれないと早とちりしてしまうのです。

もしくは、あなたが自分に禁止していることを、相手がしているからかも。

「ここではこういう格好をするべき」「こういう口調で話すべき」と思っていて、その真逆のことを相手がしていると嫌悪感を抱くことになります。

さらに言うと、父親や母親の嫌いな部分を連想させるような人だったり……。

理由は何であれ、ほとんどの場合は**頭が勝手に判断して感情を引き起こしているだけです。**

ゆとりがある状態で相手と向き合ってみると「なんだ、案外いい人だ」と思ったりします。苦手だった人が、何だか好感が持てる人に変わっていくのです。

心とカラダがすっかりゆるんで、あなたらしく生きるようになった時。嫌いな人を見つけることのほうが、難しくなっているかもしれません。

その時はもちろん、あなたが、あなたのことを大好きになっています。

受け入れらない人がいるのは、
ゆとりがないせいで、許容範囲が狭くなっているから。
あなたらしく生きれば「嫌い」と思わなくなります。

4章
カラダがゆるめばわかる、家族のこと

「私だけを見て！」という想いが生みだすもの

ただでさえ仕事が大変なのに、家に帰ったらパートナーとけんかをしたり、子どもが反抗してきたり……。なんでこんなに問題ばかり起こるの？

今、目の前で起こっている「問題」はちょっと置いておいて——。

あなたが幼かった頃のことを少し思い出してみましょう。どんな子ども時代だったでしょうか？　親の愛情を十分に感じていたと思いますか？

親が忙しくてあまり甘えられなかった。弟や妹が生まれてさみしい思いをした……。

そんなことを思い出すかもしれませんね。

中には「私だけを見て！」作戦を実行した人もいるのではないでしょうか？

子どもは、親の愛を独り占めにしたいと思うもの。親の関心が自分にないと感じたら、あの手この手で自分だけに注目させようとします。

まずは、いい子になります。親の役に立とうとしたり、褒められるようなことをしたり。

それでも関心が得られないと、今度は悪い子になります。怒られても、無視されるよりはましなのです。わざと反抗したり、不登校になったり、きょうだいをいじめたりすることも。もしくは喘息や拒食症などの病気になって自分に注目してもらおうとすることまであります。

無意識のうちに親の関心を得られるようなことをするわけです。

それほど、親の愛の獲得は重要なこと。

それでも十分でなければ……。今度は、親以外の人の注目を集めようとします。友人や先生、恋人、上司――。そういう人たちの関心を引こうと、一生懸命がんばる。

その結果、「私だけを見て！」作戦は成功したかのように見える時もあります。

でも……。いくら親以外の人に褒められても。いくら必要とされても。心のどこかに「私は愛されてない」という欠乏感・自己否定感があるので、愛情や賞賛の言葉を素直に受け取れません。

「愛されていない」という思い込みに合うように、事実をねじ曲げて受け取ってしまうのです。

パートナーが優しい言葉をかけてくれても、それを疑い、上司が褒めてくれても、それを否定的に受け取る……。そんなことをしていると、問題が起こってしまうのは当たり前ですよね？　でも、自分では気づかないのです。

同じような問題ばかり起こる時は、もしかしたら「自分は愛されていない」と思ってしまっているのかもしれません。それは、愛を求めながらも、まわりの人から素直に愛を受け取れていないということなのです。

なぜだかわからないけれどきょうだいが好きじゃない、という気持ちはありませんか？　弟や妹（もしくは兄や姉）ばかりかわいがられて、自分は親に愛されていないと思っていることが、その理由かもしれません。

「親から愛情をもらっていなかったと思ってるのかな……」と気づくだけで、その逆の世界が見えてきたりします。

子を愛していない親はいません。ただ、常に子が求める形で愛情を表現してくれる親はまれです。**親は、自分が愛してほしいように子を愛します。**たとえ、子どもがそれを求めていなくても。

仕事で忙しくて一緒にいる時間が少なくても、手のかかる弟や妹につきっきりでも、そこに愛はあるのです。

自分の親の愛って、どんな形をしていたんだろう？

そんなことを考えてみると、見えていなかった親の愛が見えるようになるかもしれません。それはあなたにとって、大きなターニングポイントになるはずです。

「問題」を作り出すのは、実は自分を否定する気持ち。
「本当は親に愛されていたんだ」と気づくことで
その気持ちは消えていきます。

自分を信頼していると、期待を押しつけなくなる

親やパートナー、子どもが、「こうしてほしい」という私の想いと逆のことばかりする。いったいどうして？


「親だったらこうすべき」

「パートナーならこうあってほしい」

「子どもはこれをしないといけない」

こんな気持ちはどこからやってくるのでしょうか？

私たちは、巧妙に作られた理想像に振り回されていることが多々あります。そうい

う「理想の家族」は、ほとんどの場合、絵に描いた餅。押し付けられるほうはたまったものではありません。

では「あなたならできる！　やればできるんだから」という、ポジティブな言い方だったらよいでしょうか？　でもそれが勝手な理想像だったりすると、相手は「やってもできない」ことを隠すために「やらない」ことを選びます！　能力がないわけではなく行動に移さないからできないんだ、と言えるからです。

自信を持たせようとパートナーやお子さんに「あなたはやればできる」なんて言うと、逆効果だったりするのです。かえって「絶対やらないぞ」と決意させることになる場合も。

それに、自信を持たせようとするのは、相手を自分の手でなんとかしなきゃならないと思っているということ。つまり、相手を信頼できていないのです。

信頼するとはどういうことだと思いますか？　「あなたを信頼していたのに、裏切られた！」という表現を聞くことがありますが、これはちょっとおかしい。なぜなら、裏切られるのは「信頼」ではなく、自分にとって都合のいい「期待」だから。

信頼とは、何が起こってもその人を信じ続けることです。そして、自分を信頼している人は、人を信頼することができます。
もしあなたが、自分を信頼できず、自己否定の気持ちがあったり、その裏返しで自分を過信する気持ち（過剰な期待）があったりすると。
「理想通りにしないとダメだ！」という想いが強くなり……理想通りにできない自分や目の前の人にいらだってしまいます。

ある方が、いつもマイペースでのんびりしているお子さんにイライラしてしまうと話してくれました。保育園に遅刻しそうであせっている時などは、どうしても強く怒ってしまうとのこと。よくよくお話を聞くと、実はその方が、もともとマイペースでのんびりしているんですね。でも、そんな自分ではダメだから「もっとテキパキしないと！」と思って生きてきたのです。

お子さんに目の前でのんびりされるのは、自分ができていないと思っていることを見せられるということなので、とても腹が立つ。**特に子どもは同じ遺伝子を持っていて自分にそっくりなわけですから、よけいにイライラしてしまうのです。**

イライラするのはしょうがないこと。とりあえず、いったんその感情を流すのが大切です。おすすめの手当てをご紹介しましょう。

イライラを手放す手当て

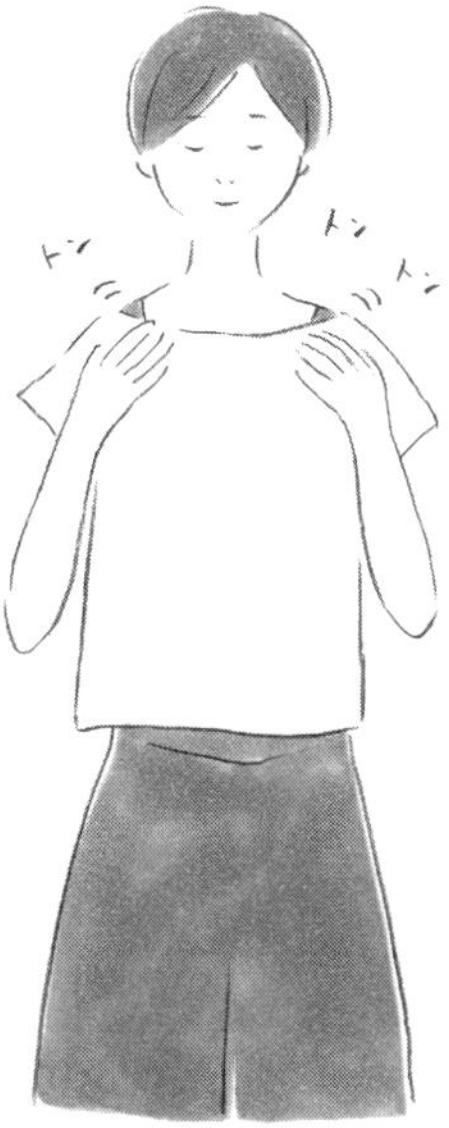

①腕の付け根の手当て

腕の付け根を両手でちょっと強めにトントントントンと叩きます。息をフーッと吐きながら叩きましょう。イライラした時は腕のあたりが緊張するので、ここに刺激を入れてエネルギーを流します。

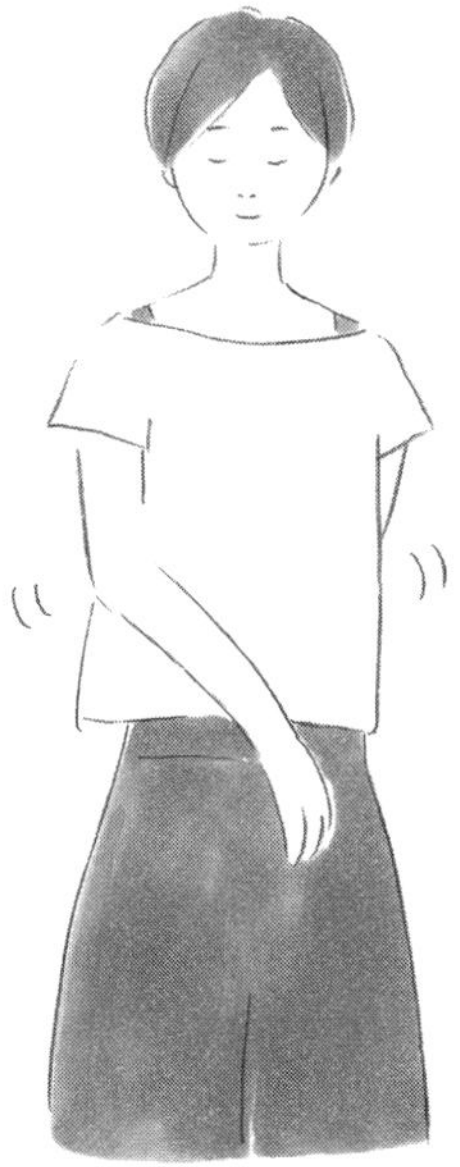

②腕をブルブルさせる手当て

足を肩幅に開き、駄々をこねる子どものように腕をブルブルと揺らします。肘にたまった怒りのエネルギーがゆるんで流れていきます。

感情はただのエネルギーなので、カラダにアプローチすることで意外と簡単におさまります。

怒りのエネルギーだけは、放《ほう》っておくとどんどんヒートアップしてしまうので早めに流してしまいましょう。怒りが増大すると、相手を責め立てるような言葉が出てしまいます。それは、自分で自分を責め立てているようなもの。

たとえば、子どもに

「なんでいつもそんなにノロノロしてるの？　本当にどんくさいんだから！」

と言うと、あなたの脳は自分がそう言われているかのように感じます。

そもそもあなたが「のんびりする自分はダメ」と思っているのですから……。自分の言葉で自分が傷つき、カラダを緊張させてつらい思いをしてしまうのです。

家族にイライラしてしまうのは、理想という幻想にとらわれているからなのかもしれません。

強い理想は反発されるだけ。特に子どもは、親の勝手な期待に応えたくないから反抗します。そして同時に、親の希望に応えられない自分を責めてしまいます。子どもは何よりも親に愛されたいのです。

まずは、あなたが自分自身に理想を押し付けていないか、気がついてみてください。ただ、気づくだけで大丈夫です。あなたが自分自身を信頼してOKを出せれば、まわりにもOKを出せます。

幸せになるための一番簡単な方法は、幸せのハードルを下げること。もっと正確に言うと、**偽物の幸せのハードルを手放してしまうことです！** 非現実的な理想をかなえるためのハードルは、やたらめったら高い。それを捨ててしまいましょう。

そうすると、本当の幸せのハードルは、もうとっくに超えてしまっていることに気づくことでしょう。

大切なのは、自分や家族に期待し過ぎるのではなく、信頼すること。そうすれば、本当の幸せが見えてきます。

子どもが見せてくれるもの

子どもがやっていることが、どうしても受け入れられない。理解できない。本当につらい……。


あるお母さんから、こんなご相談がありました。

上の子がまわりのことをまったく気にしなくて困っている。お手伝いなんて全然してくれないし、自分のことばかりやっている。どうしても下の子のほうがかわいいと思ってしまう。そんな状態がとてもつらい……。

「ご自身は、どうですか？　まわりに気を使っていますか？」と私が尋ねると、

「そうですね、結構気を配るほうだと思います」とのこと。

さらにどんな子ども時代だったかを聞いてみると、事情があって幼い頃は親と一緒に暮らしておらず、あまり親に甘えたことはないし、いつもまわりに気を使っていたと思う、と話してくださいました。

「もしかしたら上のお子さんは、お母さんが子どもの頃にできなかったことをして見せてくれているのかもしれませんね」

親に甘えて、自分が好きなことを自由にする――それをして見せてくれているのではないですか、とお伝えしたところ……。

ハッとした顔をして、涙をポロポロこぼされたのです。

悩んで悩んで、どうしてもわからなかったことにハッと気づくと――緊張がゆるんでためていたものが涙となって流れ出します。

そして、心にゆとりができて、あらためて素直な目で自分を見ることができるようになります。

お子さんがしている「まったく理解できないこと」は、たいていお母さんが無意識に我慢していること。

お母さんがそのことに気づくと――。

不思議なことに問題だと思っていたお子さんの行動がすぐに変わるのです。

先の例の、お手伝いをまったくしなかったという小学生のお子さんも、お母さんが家に帰ると自分からお米をといだりしてくれていたそうです。問題のように見えたことは、実はお母さんに気づきをもたらすためのプレゼントだったのです。


絶対に親に対して口答えをしてはいけない！　そう感じていると、お子さんが代わりに反抗的な態度をとってくれて、本当は素直な気持ちを表現したいという願望があったことを気づかせてくれます。

成績優秀でいるためにたくさん勉強すべきだ！　そう思っていると、お子さんが勉強嫌いになって、あなたが子どもの頃、本当は嫌々勉強していてつらかったことを思い出させてくれます。


最初は大問題に見えてしまうので、とても悩むかもしれません。カラダが緊張していると、自分のやりたかったことを代わりにしてくれているなんて思えないでしょう。

でも、**そういう問題が起こる時は、これまでの価値観を手放してもっと自由な人生を**

生き始めるチャンスでもあるのです。

手当てでカラダをゆるめておくと、価値観や思い込みの書き換えがスルッとできたりします。

問題のように見えることが起きても、ちょっとしたきっかけで、本当に大切なことに自分で気づくことができる。そうすると、その問題があっさり解決するのです。

あまりにも自然に変化をするので、悩んでいたこと自体をすっかり忘れてしまう人もいます。

カラダをゆるめるということはシンプルですが、底知れぬパワーを持っています。

子どもは、実は親に何かを気づいてもらうためにさまざまな問題を起こします。
問題の中にあるプレゼントに気づいてみてください。

愛ゆえにかばってしまうと弱くなる

子どもがとても甘えんぼう。なかなか自立してくれないから、将来がちょっと心配。


「自然治癒力」ってご存知ですか？

私たちのカラダは自分で自分を治癒する力を持っています。外から悪い菌が入ってきたら、熱を出したりして対処し、もとのきれいなカラダに戻すことができます。

でも、この力は使っていないと衰える。用心ばかりしていると、自然治癒力を使う機会が減り、いざ必要となった時にすぐに修復できなくなってしまうことも……。

そう考えると、除菌に神経質になり過ぎるのも考えものです。

いたわり過ぎると、弱くしてしまうということ。

カラダの機能もそうですし、心もそうです。子どもが自立しないと感じるなら、親がかばい過ぎているのかもしれません。

親は、愛しているがゆえに子どもに何でもしてあげたくなります。

当然、子どもは自分で何もできなくなります。親が手を出してはいけないと気づいて、何も言わないでいると……必要なことを忘れたり、失敗したり。

ああ、やっぱりダメねと思って「これしておきなさいね」なんて言うと、子どもが怒ってしまったり。どうすればいいかわからなくなっている親御さんも多いようです。

助けてあげようと思ってアドバイスしているのに、どうして子どもは怒るのでしょうか？

それは、「あなたは言われないとできないダメな子ね！」と責められているように聞こえるからです。これでは、自立心が育つどころか、どんどん自信がなくなってしまいそうです。

親ができる一番のことは、ぐっと我慢することです。

手も出さず、口も出さず、失敗しても、それをただ見守る――。失敗すると、子どもは自分で学習します。そして次の機会に同じことにチャレンジして、乗り越えられたら自信がつく。

自信をつけることで、自分を信頼するための土台ができます。そして、いつか大きな失敗をしても自分の力で立ち直ることができるようになるのです。

親が「子どものために！」と思ってやっていることでも、子どもにとっては迷惑なことがたくさんあります。もちろん、命にかかわるような、とりかえしのつかないことをさせないようにするのは親の責任。でも、子どものために特別な何かをしてあげる必要は、実はなかったりするのです。

ぐっと我慢して見守ることができない時は、あなた自身にゆとりがないのかもしれません。

子どもに選ばせるゆとり、相手の言葉を待つゆとり、あえて押し付けないゆとり、その子のためになる愛とはどんなものかに気づくゆとり――。

世間一般の理想像に振り回されていたり、思い込みをたくさん抱えていたりすると、心のゆとりがありません。

それは、あなたが自分らしい人生を生きていないということだったりします。

本当は親が素直に自分らしく生きているのを見せるだけで、子どもにとっては十分なのです。

子どもに何かしてあげようと思い過ぎずに、まずは、自分のことを見つめてみませんか？

自然治癒力を使ってカラダを治すと丈夫になります。
自分の力を使って乗り越えさせると自信がつきます。
ゆとりを持って見守りましょう。

素直になるとうまくいく

もっともらしいことを言うのだけれど……それって本音なの？

家族なのに、何を考えているかわからない！


「素直に自分の気持ちを伝えてみたら、すべてがうまくいった！」

という話をよく聞きます。素直であることの大切さは誰もが知っています。

ところが、

「素直に自分の気持ちを伝えたら、トラブルになった！」

という方がいました。

その方はお姉さんと暮らしていて、ご自宅で仕事をされていました。お姉さんは会社勤めです。問題になったのは家事の分担。お姉さんは、ほとんど家事をしないのです。もう我慢できない！　自分の気持ちを素直に伝えようと、お姉さんにこう言ったそうです。

「どっちも働いてて忙しいんだから、自分だけラクをしようとしないで！　生活費は折半なんだし、家事も平等に分担すべきでしょ！」

その結果、大げんかになったとのこと……。

これは、素直な気持ちを伝えているとは言えません。

素直というよりは、「平等」という正義を振りかざして相手を責めてしまっているだけ。相手の気持ちや事情を考えずに、自分がしてほしいことをしてもらおうとしています。

彼女の素直な気持ちを言葉にすると、どうなるでしょう？

自分ばかり家事をするのが嫌だったわけです。そして、お姉さんをずるいと思った。なぜかというと、家事をせずに仕事だけしているから。ラクをしていてずるい。自分だってそうしたい。

ということは、つまり、

「いいなぁ、私もラクをしたい……」

というのが、この方の本当に素直な気持ちです！　それを隠しながら、正論で武装して自分の要求を主張すると、どうなるか。

たいていは、けんかになってしまいます。「素直になるとうまくいく」という法則には、当てはまらないわけです。

自分の素直な気持ちに気づかないでいると、無理やり理屈をくっつけて自分だけを正当化しようとします。また、いきなり感情的になって怒ったり泣いたりすることも。

こういう時は、へそ曲がり・つむじ曲がりになっています。これは、お腹のところに緊張がたまっている状態。または、チャクラが閉じているとも言えます。

チャクラとは、カラダの中心線上にある、7つのエネルギースポット。おへその下あたりにある第2チャクラが閉じていると、エネルギーがとどこおって感情的になったり批判的になったりします。お腹を手当てして、チャクラを開きましょう。

この手当ては、何を言っても「嫌だ！」とへそを曲げる子どもさんにも効果的です。

へそ曲がりを直す手当て

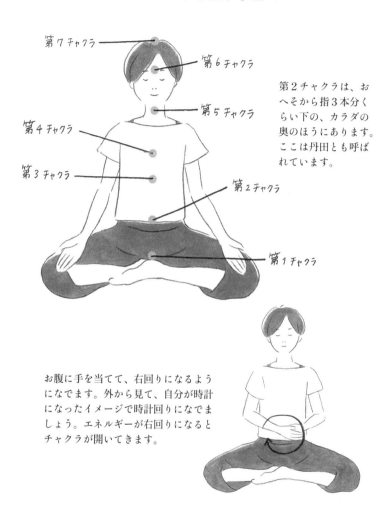

第2チャクラは、おへそから指3本分くらい下の、カラダの奥のほうにあります。ここは丹田とも呼ばれています。

お腹に手を当てて、右回りになるようになでます。外から見て、自分が時計になったイメージで時計回りになでましょう。エネルギーが右回りになるとチャクラが開いてきます。

私たちがなかなか素直になれないのは、素直な気持ちがわがままで大人げないことだと思っているからです。

そう。素直な気持ちは、たいてい幼稚園児なみのこと。

ラクをしたい、得をしたい、好かれたい、嫌なことはしたくない――。でもそれでいいんです。これは誰もが持っている気持ち。

それを隠し、正論を振りかざしながら何だかんだと言っても、相手にはあなたの本音が透けて見える。そして、そんな時は、相手もあなたと同じように素直な気持ちを隠していたりするのです。似た者同士がぶつかっているというわけですね。

人を批判したくなったら、根っこにどんな「素直な気持ち」があるか、考えてみてください。

「なんだぁ、これか〜!」というものが見えてくると思います。そうすると、なんだか笑えてくる。自分のことを俯瞰《ふかん》して見て、それまで見えてなかったことに気づくと、気が抜けて笑えてくるのです。

自分の本当の素直な気持に気づいたら、

「そうかそうか、そう思ってたんだ。うんうん、わかった。よしよし」

と自分に言ってあげてください。感情的になる時は、おせっかいな潜在意識が過去に経験した感情をひっぱりだしてきて、

「あなた、こう思うんでしょ。前もこう思ったよね？　無視しちゃだめよ！」

と言っているだけ。よしよしわかったよ、と潜在意識を安心させてあげましょう。

幼稚園児なみの素直な気持ちがわかっても、それを相手に伝える必要はありません。

気づくだけで、批判したい気持ちや執着心を手放すことができます。

あなたが手放すと、相手も手放す。

そこから、お互いを思いやる余裕が生まれてくるのです。


相手が素直じゃない時は、自分が素直じゃない時。大人げないように思えても、あなたの本当の素直な気持ちに気づいて、受け入れてあげましょう。

親を好きになれず苦しい――人生という物語の秘密

親がどうにも好きになれない。
自分のことを全然わかってくれない。
それさえ解決すれば、幸せなのに……。

程度の差こそあれ、親が好きになれないという方はたくさんいらっしゃいます。繰り返し起こる人間関係の問題を解決しようと、あらゆるセミナーに行き、カウンセリングやセラピーを受けたという方がいました。心理学を始め、いろいろな分野の勉強もさんざんしたけれど、結局解決しません。

だんだんと、すべての問題は自分が親をどう思っているかに関係していると感じるようになります。けれど、親とだけは向き合いたくない。それだけは、絶対に無理。それ以外だったら何でもする……。

でも最後には「親に向き合うしかない」と気づき、思い切って親と話してみたとのこと。すると、問題が次々に解決していったそうです。

誰にとっても変わらない事実。

それは、**親をどう見るかで、自分や世界をどう見るかが決まるということです。**

自分は親に愛されていないと思うと、それにもとづいて自分を評価し、その事実に合うようにまわりの人からの言葉を受け取ります。

親をひどい人間だと思っていると、親に似ている人を無意識のうちに探して、その人を責めたり、自分が親に似ていると感じて、自分を責めたりします。

親は自分を愛していない、親はひどい人間だという思い込み。

そこから生まれる親との対立。人間関係の問題。感情の揺れ……。私はずっと、それらは悪いものだと思っていました。

でも、そうじゃないんだと気づいたのです。

思い込みは、人生の物語の中で大切な要素です。親に関する思い込みがないと、物語は始まらない。それがあってこそ、人生がドラマチックになるのです。

人気のあるテレビドラマや映画って、山あり谷ありですよね。主人公にとっての障害が盛りだくさんです。そんな物語こそ、面白い。

人生という物語で一番の障害となり得るのが、親です。

その父親像と母親像を設定したのは、他ならぬあなた。

「親に愛がない」という設定をするのは、「親は愛情にあふれている」ということをいつか知るための物語を選んでいるからです。

そこに気づく過程で、いろいろな人に出会い、傷つけられたり傷つけたり。何かを得たり、失ったり。そうして人生の宝物が増えていくわけです。

「なんだ。本当は、親からこんなに愛されてたんだ！」と納得すると、ドラマチックな物語がいったん終わります。そうすると、人生が一気につまらなくなる（また新しい物語が始まるのですが）。だから、わりとみんな障害のある物語を続けていたくて、なかなか親と向き合わないいんですね。

でも、もし「こんなにつらいのはもう嫌だ」と思うなら、次のステップに進んでみてください。

まず、親自身が持っている物語を想像してみます。

そのためには、自分の親がその親（あなたの祖父や祖母）のことをどう思っているのかを知るのが一番の近道。

もしお母さんがお祖母さんのことを「大嫌い」と言うようなら、「本当は大好き」ということを知るための物語を、お母さんが持っています。

その場合、お母さんが幼い頃にされたのと真逆のことを、子どもであるあなたに対してしてしているかもしれません。

たとえば、心配されてうっとうしいと思っていたら、放任主義になり、気にかけてもらえなくて悲しい思いをしていたら、過干渉になる。

それは、愛ゆえにです。そして、あなたがそれを嫌だと思ったなら、あなたの子どもにはまた真逆のことをするかもしれません。

物語が世代を超えて受け継がれているということです。親は自分がしてほしかったように子を愛する。子どもはそれを求めてない。でも、そこに愛はある。

それに気づくと「だからお母さんはあんなことをしたのか」と納得できます。

大切なのは、どんな形であろうと、愛情があったんだと気づくことです。

気づくと、受け継がれてきた一族の物語をあなたの代でいったん終わらせることができる。そしてまた、新しい素敵な物語が始まっていきます。

親がその親のことをどう思っているか——。本人に聞くのは難しくても、話しやすいほうの親（母親が嫌いなら父親）や、親戚の人、近所の人に聞いてみてください。想像もしなかった親の物語が見えてくるでしょう。

あなたが親をどう見ているか——。それが、あなたの世界を作っています。障害のある物語を楽しむのか、次のステップに進むのかは、あなたが決められるのです。

5章
カラダがゆるめばわかる、パートナーのこと

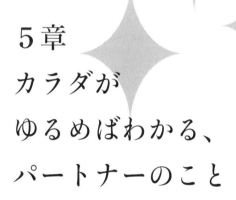

せっぱつまる前にお願いをする

パートナーに何かお願いをした時、
快くやってくれた試しがない！
どうしてお願いを聞いてくれないの？

女性が男性に何かをお願いする時。女性はたいてい、お願いする前に気づいてやってほしいと思っています。でも男性は全然気づかない。気づかないからどんどん時間が立つ。もうそろそろやらないと間に合わない――となった時に、やっと女性はお願いをします。

「ねぇ、あれやって！」

そう言う声には少しトゲがあります。だって、ずっと気づいてほしいと思ってイライラしていたのだから。そして、せっぱつまっているので、ノーと言わせないという無言のプレッシャーがあります。

男性はびっくりします。言われるまでまったく気にとめてなかったことを、いきなり命令口調でやれと言われたのです。しかも、今すぐに？　こっちの都合も考えないで何なんだよ、と思ってしまいます。

いくら大好きな相手のお願いでも「なんで俺がやらなきゃならないんだ！」と言いそうですね。

ではどんなふうにお願いをすればいいのでしょうか？

和みのヨーガのインストラクターの方に、とても「お願い上手」な方がいます。

たとえば、旦那さんが忙しくない時に、電球を換えてもらうのだそうです。旦那さんは背が高いので作業しやすいからですが、椅子などを使えばその方にもできないことではありません。でもあえてお願いする。しかも頼みっぱなしにしないで、そばでニコニコしながら見守ります。そして、終わったら満面の笑みで「ありがとう〜！」と一言。旦那さんは、とっても嬉しそうなんだとか。きっともっといろいろなことをしてあげたくなるでしょうね。

お願い上手な人は、日頃からパートナーに簡単なお願いをたくさんしています。

それは、もしできないと言われても「じゃあ自分でするね〜」と言えるくらいのお願いごとです。

「たくさんお願いをするのってわがままじゃないかしら」という人もいます。

でも、わがままな女性って結構モテると思いませんか？　それは、何をしてあげたらいいかわかりやすいから。男性にとっては、お願いごとを口に出してもらった方が助かるのです。そんなお願いをかなえてあげるのがとても嬉しい。気持ちを察するなんて、そんな難しいことはできません。

大切なのは、あくまで相手ができる範囲のお願いであるということ。

無理難題を押し付けたり、余裕がないのにむりやりお願いしたりするのはNGです。

それは、お願いではなく命令ですよね。

パートナーが無理なくできるお願いごとをして、心から「ありがとう〜！」と言うようにしましょう。そうすると、そのうちにお願いしなくても気づいてやってくれるようになります。

パートナーがとても疲れていて、カラダも心も緊張していたら、簡単なお願いでも応える元気がないかもしれません。

そんな時は、146〜147ページにあるふたつの手当てをしてあげてください。

とても簡単な手当てですが、あなたがしてあげることで、特別な効果があります。

パートナー同士だと気の流れが整いやすく、カラダがゆるみやすいのです。

また、手当てをするほうのエネルギーも整うので、あなた自身もリラックスできます。お互いに素直になってもっと仲良くなれるでしょう。

余裕がある時に簡単なお願いをする習慣をつけましょう。
お願いされた側は、かなえてあげることが嬉しいのです。

パートナーのカラダをゆるめる手当て

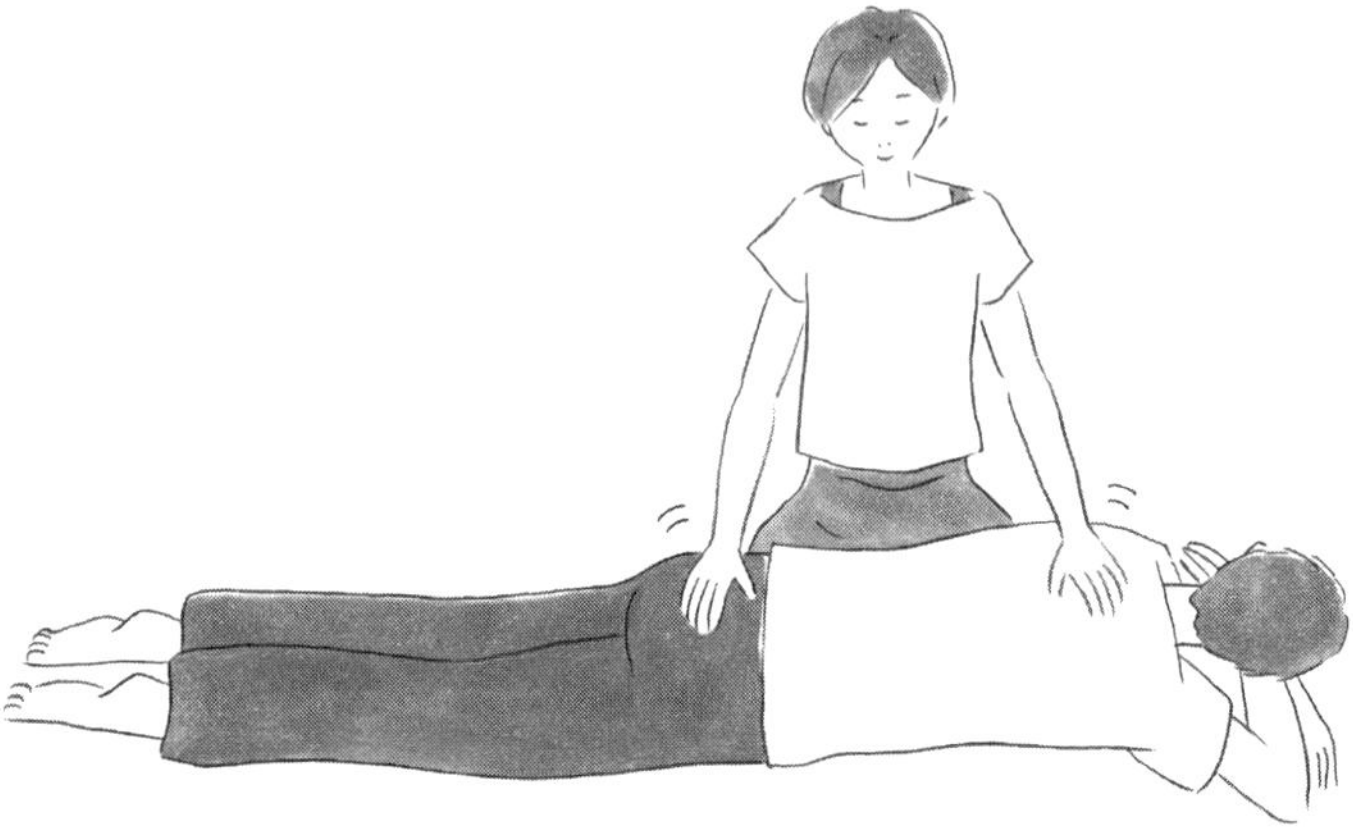

①背中の手当て

相手にうつ伏せになってもらい、左側に座ります。左手を相手の肩甲骨の間に置き、右手はお尻の一番高くなっているところに置きます。手が離れないように気をつけながら、両手を同じ方向に動かして相手のカラダを優しく揺らします。小さな揺らしから始めて、それをだんだん大きくしていって、フッと止めます。止めた時も手を離さないようにしましょう。これを何度か繰り返します。手の動きと相手のカラダの揺れを一体化させるのがポイントです。

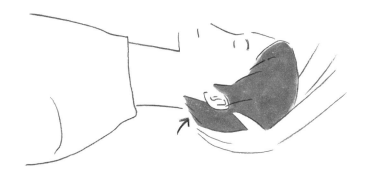

②後頭部の手当て

相手に仰向けになってもらい、頭のうしろに足を開いて座ります。両手を頭の下に入れて、ゆっくり指を曲げたり伸ばしたりします。なるべく手と手の横をつけた状態にしましょう。指に力を入れて頭を持ち上げるのではなく、指の柔らかい部分を盆の窪の両隣に軽くあてるようにして、指の曲げ伸ばしをするだけで大丈夫です。

受け取りやすい愛の形

彼は私の話をちゃんと聞いてくれない。わかってくれようとしない。

一番私のことをわかってほしい人なのに……。


あなたは、どんな時に愛を感じますか？

これは本当に人それぞれです。心配された時に、愛を感じる人もいるし、真剣に怒られることで愛を感じる人もいる。心配されても怒られても、まったく愛を感じないけれど、そっとしておいてもらった時に愛を感じる人もいます。

みんな恋人やパートナーに自分なりの愛を表現していますが、受け取る人によってはそれに気づきません。

また、誰もが「私を愛して！」というメッセージを発信しているのですが、それも表現方法が人それぞれなのでわかりにくい。受け取ったほうはどうしていいかわからない。だから、お互いにイライラしたり、がっかりしたり、悲しくなったり……。

解決方法はとても簡単です。

ただ、してほしいことを、わかりやすい言葉にするのです。「私のこと、もっとちゃんと理解してよ！」と言うのではなく、具体的に「こうしてくれたら嬉しいな」と言う。単純なことですよね。でも、意外とできていない人が多かったりします。

この話をある方にしたところ、さっそく実践されていました。

仕事でつらいことがあった時、彼にこう言ってから話を聞いてもらったそうです。

「ちょっと愚痴ってもいい？　ただ話を聞いてほしいの。頼っていい？」

すると、いつもならすぐに話をさえぎって問題解決をしようとしてくる彼が、

「それは嫌だね。つらかったね」

と、ただ聞いてくれたとのこと。その方は話を聞いてもらえただけで本当に癒され、彼の深い愛情を感じたそうです。

そして、ひとつ気づいたことがあったと話してくれました。それは、今まで彼にダラダラと話をしてしまうことが多かったということ。わかってほしいと思って話しているのに、あせってぐちゃぐちゃな内容になっていたそうです。

彼に「いったい何なの？　どうしてほしいんだよ！」と言われ、彼女は叫ぶように「だから、助けてほしいの！」と返していました。

彼は彼女を助けたい一心で理解しようとします。でも、解決方法を提案しても受け入れらないので、どうしていいかわからない。一方彼女は、彼が質問や提案をすると責められているように感じてパニックになっていました。抽象的な言葉で愛を求めて、理解してもらえないと思い込んでいたのです。

でも、やっと気づいたそうです。**ただ、自分が素直にわかりやすく甘えるということをしていなかったんだ**……と。本当は最初から彼に愛されていたのでした。

何で甘えられないのかと考えた時、こんな理由が浮かんできたそうです。

甘えるなんて恥ずかしいし、それで嫌われてしまうかも。そういう自分は愛されないに違いない。もしも受け止めてもらえなかったら、立ち直れない……。

でも、どうしてそんなふうに思うんだろう？
もしかしたら、子どもの頃、甘えられていなかったからかなぁ。甘えようとして拒絶されたこともあったな……。自分を大切にするより、相手がどう思うかを大切にしないといけないって思い込んでいたのかも。本当は素直にわかりやすく甘えるだけで、こんなにもうまくいくんだ――。

これは全部、本人が自分で気づかれたことです。一時は彼との不仲で悩んでいた彼女ですが、今はとても穏やかに会話をすることができているそうです。
ほんの少しの気づきで、愛の世界はがらりと変わります。

愛されていないと思ったら、
わかりにくい方法で愛を求めているのかも。
素直になってわかりやすく甘えてみて。

魂のパートナーに出会うためには

パートナーは欲しいし、いつかは結婚したい。でも、いい人がいないし、出会いもない。どうしたら結婚できるの？

結婚をしたいのに、できないという人がいます。その理由は、本人に魅力がないからではなく、また出会いがないというのもちょっと違うのではないかと思います。もしかしたら、異性をありのままに見ていないからなのかもしれません。

私たちが生まれて初めて出会う異性は親です。母親をどう見るかで女性像が決まり、父親をどう見るかで男性像が決まります。

子どもはお母さんと一緒にいることが多いですよね。だから、基本的に母親の価値観のほうを多めに受け継ぎます。**その価値観のフィルターを通して見てしまうことで、相手をありのままに見られなかったり、本当の自分が出せなかったりします。**

もし、お母さんがお父さんの悪口をたくさん言っていると……。

女の子は、否定的なフィルターを通して、男性を見るようになります。無意識のうちに「男性とはこういうもの」と思ってしまう。だから頼りになる男性が支配的で横暴に見えたり、優しい男性が軟弱で優柔不断に見えたりします。相手のいいところを素直に見ることができないのです。

父親を責める母親のほうを受け入れられない場合はどうでしょうか。

母親のように口うるさくなってはいけないと思うあまり、男性に本音を言えなくなります。我慢し過ぎてしまうのです。気がついたら、自分の女性性そのものを否定してしまっていることも。

男の子は、母親が父親を責めていると自信が持てなくなります。自分の半分（父親から受け継いだ男性性）を否定されていると感じるからです。母親がどんなに愛情を注いでくれても、一方では常に否定されているようなもの。自信をなくし、女性を恐れて避けるようになったり、もしくは力で支配しようとするようになったりします。

「お父さんなんて大嫌い！」と言っていた女性がいました。和みのヨーガの教室に来てくださった方です。カラダが十分にゆるんだ頃、お父さんの性格を両面から見てもらいました。嫌いだと思っている時は、相手の言動を片側の視点からしか見ていません。もう一方の側面を見ることで、ありのままが見えてくるのです。頑固なら、もう片方は意志が強い。無神経なら、素直に自分の気持ちを表現する――。ものごとには必ず両面があります。

お父さんの長所に気づいた彼女は「どうして欠点しか見えていなかったんだろう？」と考えました。記憶をたどっていくと……その理由がわかったのです。お母さんのフィルターを通してお父さんを見ていたのでした。

母親には母親の、人生のテーマがあり、親から受け継いだ価値観がある。でも、それをあなたの価値観にする必要はありません。それを否定して真逆の価値観を選ぶ必要もない。大切なのは、あなたらしくいることです。

親を否定する気持ちがなくなると、自分の中にある女性性と男性性のバランスが整

います。父親から受け継いだものと母親から受け継いだものの両方を受け止めることができ、それらを片側だけから見て否定することがなくなるからです。

その時、あなたは自分自身を大好きになります。すると目の前に魂のパートナーが現れるのです！　父親を嫌っていた女性も、すてきな男性と出会って恋に落ちました。

お父さんが嫌いだからといって、がんばって正反対の人を探そうとしていませんか？　もしくは、お母さんが嫌いだから、自分はそうならないでおこうと思っていませんか？

アンバランスな価値観を抱えている限り、フィルターなしで異性と向き合うことはできません。自分の価値観を見直すだけで、魂のパートナーは向こうからやって来てくれるのです。

親のフィルターを通して異性を見ていませんか？
親の価値観を脱した時、魂のパートナーに出会えます。

かわいそうな私、悪いあなた

パートナーとは仲がいい。だけど、
たまに相手への怒りが爆発してしまう。
本当は怒りたくないのに……。

目の前の人に対して感情が動く時。

その感情を客観的に見ることができると、私たちは自分自身のことをより深く知ることができます。

そして、自分のことを知れば知るほど、より自分らしく生きていける。**特にパートナーに対して抱く感情は、本当のあなたを知るための、大きなヒントになります。**

パートナーに怒りを感じる時。その感情は、あなたにどんなことを教えてくれているのでしょうか？

こんな例で考えてみましょう。共働きのご夫婦の話です。

家事はどちらかというと奥さんが中心になってやっています。というのも、旦那さんは家事が苦手なうえに、仕事も残業が多くてあまり余裕がないから。でも、何もしないわけではありません。旦那さんもできる範囲のことはしています。

奥さんは、なんとか仕事と折り合いをつけながら家事をしている。でも、うまくいかないことが重なって、いつもの時間に夕食の準備ができない時がありました。その時、旦那さんが帰ってきて、疲れた声で一言。

「あれ、ご飯ないの？」

奥さんは烈火のごとく怒ります。

「なによ！　私がいつもどれだけ大変な思いをして家事をしてると思ってるの!?　よくそんな言い方ができるわね！」

いつも夫のためと思っていろいろなことを犠牲にして家事をしているのに、ひどい！　と奥さんの怒りはおさまりません。

でも……。旦那さんは「ご飯ないの？」と言っただけですよね。いつもあるはずのご飯がなかったら、普通、そう聞くと思いませんか？

なぜ奥さんは、こんなに怒ったのでしょう？

それは——実は、自分自身に怒りを感じているから。

自分を責めてしまう時、それがあまりにもつらいと、人のせいにしたくなります。自分への攻撃を、相手への攻撃にすり替えてしまう。

奥さんは、忙しくても、ちゃんと夕食を用意しておきたかった。でも、できなかった……と、何よりも自分を責めているのです。こういう時は「良い妻は忙しくても家事をきちんとするべき」という基準にしばられてしまっています。その基準を満たせない自分を受け入れられません。だから攻撃対象を変えるわけです。

私はこんなにがんばっている。でも、夫はそれを理解せずに、あんなにひどい言い方で私のことを責めた！

「かわいそうな私、悪いあなた」という構図を作って、こんな状況に追い詰めるあなたが悪いのよ、と怒りを正当化しているのです。自分が自分を責めていることから目をそむけるために……。

「良い妻は忙しくても家事をきちんとすべき」と思っている人は、だいたい自分の母親が完璧に家事をする人だったか、その真逆で家事をほとんどしない人だったりします。だから自分もそうあるべき、またはそうあってはいけない、と思っている。理想通りにできないことで、ダメな娘、冷たい妻、わがままな嫁だと思われたくないのです。

でも実際のところ。

誰も責めていません！　自分の母親も夫もお姑さんも、何も言っていないのです。責めているのは本人だけだったりします。

優しくて献身的な人ほど「こうありたい」という思いが強い。同時に「こう思われたくない」と思い過ぎています。だから自分を犠牲にしてがんばり続けて……ある時、大爆発するのです。

相手を責めている時は、自分が自分を責めてしまっている時。このことに本当の意味で気づいた人は、たいてい同じ反応をします。

「ええ〜！　本当だ、責めてるの自分だけだ〜！」

と、笑い出すのです。

そして、自分がこだわっていたことに気づいて、ちょっとハードルを下げることができる。先の例の奥さんだったら、こんな感じです。

「夕食はいつも美味しい手作りご飯でなければならない」にこだわらず、忙しい時はお弁当を買ってきたりしよう。

「部屋が汚れているのは嫌だから、いつも完璧にお掃除していたい」はもうやめて、ちょっとくらい散らかっていても、まあいいかと思おう。

奥さんが自分を責めていなかったら、旦那さんに責められているなんて思わなくなります。むしろ、素直にいろいろなお願いができて、旦那さんに頼ることができるようになるでしょう。上手にお願いができると、旦那さんも応えてくれます。そんな旦那さんを愛しく思える時は、奥さんが自分自身を愛せている時です。

怒りでも、悲しみでも、イライラでも。

あなたの感情を作っているのは、あなたの思考でしかありません。

その思考を一歩引いて見ることができたら、相手を悪者にしたり、罪悪感を持ったりすることはなくなります。「自分はこう思ってたんだな」と気づいたら、より自分らしい生き方を選びましょう。

怒りでも、悲しみでも、イライラでも、
パートナーに対する感情は、実は自分に対する感情。
その感情を生みだす思考は、あなた自身が作っています。

正しいことにこだわり過ぎると……

夫は、いつも自分だけが正しいと思っている。人の話は全然聞かない。本当に頑固者！

「うちの旦那はすごく頑固で、私の話をまったく聞いてくれないんです」
というお話をよく聞きます。
相手のことを頑固者だと思っている時は――ここまで読んでこられたあなたはもうわかりますね――そう、自分が頑固になっている時です。

他の人を見ていて感じたことがありませんか？

「あの人は、全然人の話を聞かないんだから！」と怒っている人に限って、まわりからのアドバイスなどまったく聞いてなかったりしますよね。ただ、お互いに頑固になっているだけ。

特に恋人同士や夫婦の場合は、まるで鏡に映っているかのごとく、それぞれが同じように頑固になります。主張内容は真逆に見えても、やっていることは同じなのです。

自然食がカラダにいいに決まっている。わざわざそういうものを選んでいるのに、夫は添加物の入ったものを買ってくる！

たとえばこんな対立があった時。「自分のほうこそ、正しい！」と議論を戦わせるでしょう。でも、結局どちらも正しいのです。カラダへの影響を重視して考えれば、自然食がいい理由はいくらでも出てきます。一方で、経済的なことや手間、食べたいものを我慢するストレスなどを主張すれば、添加物の入った食品を選ぶ理由もいくらでも出てきます。

何をどう見るかによって正しさは変わってくる。それなのに、自分だけが正しいということばかり主張していると、それが一番大切なことになってしまいます。

自分の言い分を証明できたら「ほら、私が言ったとおりでしょ！」と相手を責めます。当然、相手も同じことをする。

ふたりで仲良く暮らすことが望みであるはずなのに……。いつのまにか「自分の正義」を証明することが最優先事項。そのまま対立が続いてしまったら、やがてパートナーが、愛しているがゆえに最も憎い人になってしまうのです。


これは、ものすごいストレスです。このうえなくカラダを緊張させることになる。そして——最後の最後には、病気という形で現れてしまうのです。

子どもの教育方針で、どうしても自分の主張をゆずれないという方がいました。何年もの間、相手とは完全に対立していますす。ついに、その方は癌になってしまいました。心とカラダの仕組みをよく知っている方なので、こうおっしゃるのです。

「私がなぜ癌になったかはわかっているんです。息子の教育のことで対立しているのがその理由です。でも、これだけはどうしてもゆずれない……」

自分のカラダをボロボロにしてまでゆずれない大切なことがあるのでしょうか？

最初は、ただ、自分がひとつのことにこだわり過ぎていただけ。相手がこちらに反発するということは「価値観のバランスがくずれていますよ」というお知らせです。

それに気づかずに、こだわりを貫き通して病気になるなんて悲しすぎると思いませんか？

病気になっても、それを治すためにカラダをゆるめ始めたことで、自分の中の偏りに気づく方もいます。それを手放すと病気が治る場合がほとんど。でも、自分次第でいつかは手放せるとはいえ、病気でつらい思いなんてしないほうがいいですよね。

ゆるんだカラダと心さえあれば、私たちは、すぐにバランスのくずれに気づくことができます。目の前であなたを批判している人は、ただ、鏡のようにあなたを映しているだけなのです。

相手が頑固な時は、あなたも頑固になっていることに気づきましょう。正しさは見方によって変わります。

出したものが返ってくる

パートナーに感謝したり、優しくしたり、愛情を伝えたり。
大切なのはわかるけど、相手がしてくれないのに
自分からしたくない！　なんで私からしなきゃならないの？

世の中、まわりまわって自分が出したものが返ってくる、とはよくいわれること。

恋人や夫婦の場合は、自分の出したエネルギーがダイレクトに返ってきます。

「私のことわかってよ！」のエネルギーは、相手の「俺のことをわかってよ！」のエネルギーを引き出します。

こちらが「相手の話を聞いてみよう」のエネルギーを出すと、相手からも「話を聞いてみよう」のエネルギーが出てきます。
ですから、あなたから先に始めるのが一番簡単。あなたが出したものが面白いように返ってきます。にっこりすれば、にっこりされるし、素直に感謝をすれば、感謝をされる。わかりやすく愛情を表現すれば、相手も同じことをしてくれます。

それなのに。

「どうして私が先にやらなきゃならないの？」と、自分から始めることを嫌がる人がいます。そして、相手が変わってくれることを期待する。でもそれは、実現不可能なことです。自分以外の人を変えることはできません。

相手を変えることにこだわるということは、相手が変わらないとあなたは幸せになれないということ。

これでは、人生の主導権を相手に渡したことになりませんか？　自分の人生がどうなるかはすべて相手次第、なんてことはありえないですよね。

こんなことを話してくれた方がいます。

すぐに批判的なことを言う旦那さんが嫌で、よくけんかをしていたそうです。和み

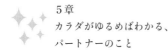

のヨーガに出会う前は「相手が悪いのだから、絶対に自分からは謝らない！」と思っていたそう。でも、カラダをゆるめるのが習慣になってきたあたりで自然に「私の言い方も悪かったな……早めに謝っておこう」と思えるようになったとか。

最初に行動できるのは、カラダがゆるんでいる人です。

思い込みやこだわりを手放せているので、その場で一番必要なことを当たり前のように選択することができるのです。カラダを整えてみたら、気づかないうちにあなたのほうから愛のエネルギーを出すようになっているでしょう。

よく似たもの同士がカップルになったりしますよね。それは、人生の物語のテーマが同じ人に惹かれることが多いからです。「私だけを見て！」と思っている同士や「親に愛されていなかった」と思っている同士が惹かれ合ったりするのです。

この人なら愛してくれると思って大恋愛で結ばれることが多いのですが、いざ一緒になってみると……。求めていたものを得られなくて、お互いにこんなはずじゃなかったと感じてしまいます。なにかと葛藤があったり、問題のように見えることがたくさんあったり。

もしあなたがそうだとしても、悲観的にならないでください。すべてのことは、一緒に人生のテーマを理解するために起こっていることです。

ふたりのどちらかが気づいて、素直に愛のエネルギーを発するようになったら。たくさんあった問題が次々に解決していきます！　すばらしいパートナーシップを発揮するようになり、ふたりでいるからこそできることが、どんどん増えていくでしょう。

自分から始めるのは、難しいようで意外と簡単です。こちらが愛を投げかければ愛が返ってくることがわかると、パートナーとのやりとりがどんどん楽しくなります。

6章
カラダがゆるめばわかる、人生のこと

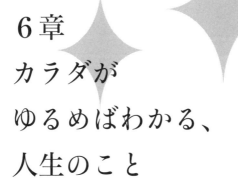

ポジティブでいなくてはいけない？

ポジティブでいたいのだけれど、
どうしてもネガティブになってしまう。
前向きでいようとしても、不安から抜け出せない……。

たくさんの方が、前向きに生きることのすばらしさを語ってくれています。

ものごとをポジティブにとらえることが大切――。

こう言われると、ポジティブであることは良いことだ、と思うでしょう。けれど、

「いつもポジティブでいなくてはいけない！」

と思っていると、どうでしょうか？

常に前向きでいられない自分を責めてしまうことになったりします。行き過ぎたポジティブ思考が、ネガティブを引き出してしまうのです。

ある方からこんなご相談がありました。

仲間と一緒にいる時は、すごくポジティブだったのに、なんだか最近落ち込み気味。このままネガティブな気持ちが止まらなくなるのが不安……とのこと。

この方も、ポジティブは良いことで、ネガティブは悪いことだと思っていました。ネガティブにならないように、無理をしてでも仲間とずっと一緒にいればいいのでしょうか？　それでは、根本的な解決にはなりませんよね。

繰り返しになりますが、ものごとには必ず両面があります。

つまり、完全に良いだけのものはなく、完全に悪いだけのものもない。

人生にたとえて考えてみましょう。

あなたは、どんな人生を歩んで来られましたか？　あの頃は良かった――。あの時はつらかった……。いろいろなことを思い出すでしょう。グラフにしてみたら、山があったり谷があったりするはず。

山のてっぺんや谷の底にいた時のことを思い出してください。

どん底の時期に経験したことや出会った人のおかげで、得たものがありませんか？

それが次にやってくる最高の時期の第一歩になっていませんでしたか？

また、絶好調の時期に調子に乗り過ぎて、大切な何かを失ったという経験はありませんか？

これは人生、良いこともあれば悪いこともある、という「浮き沈み」のことを言っているのではありません。

ネガティブのように見える時に最高のプレゼントをもらっていたり、ポジティブのように見える時に思わぬチャレンジがあったりするのです。

もし今、あなたがネガティブになっているのなら、その迷いの中に宝物がある。ポジティブになっているのなら、あなたの成長を促す何かが隠れている。

あなたが見ているもの、感じていること、過ごしている時間。それらには、すべて両面があります。それに気づかずに、ポジティブだけを求めてグーッと偏ってしまうと……。真逆のネガティブを一気に引き寄せてしまいます。

良いか悪いかの二元論で判断せずに、ものごとを俯瞰して見ることができると、感情の渦に巻き込まれてしまうことがなくなります。「過ぎる」ことがなくなるのです。失敗を恐れ過ぎる。歳をとることを不安に感じ過ぎる。悲観的になり過ぎる――。ネガティブになり過ぎることがなくなると、バランスがとれるので、ポジティブになり過ぎることもなくなります。適度なリスク管理をしつつも、人生を存分に楽しむことができるのです。

ポジティブも必要だけれど、ネガティブも必要。大切なのはバランスです。

ネガティブと思えるものの中に宝物があり、
ポジティブに見えるものの中にチャレンジがあります。
ものごとの両面を見るようにしましょう。

人生で起こるトラブルの正体

仕事でもプライベートでも。
うまくいきそうになるといつも、問題が起こる。
これの繰り返し。私は運が悪いの？

ものすごい努力をされて事業を成功させた方がいらっしゃいました。しかし、思いもよらない出来事でほとんどの財産を失うことに。またがんばって事業を軌道に乗せたかと思ったら、またもや新たな問題が発生。そうこうしているうちに、今度は深刻な病気になって入院……。まさに激動の人生です。

どうして、こんなことが起こるのでしょう？　彼は運が悪いのでしょうか？

彼の原動力は「まわりの人を見返してやる」という気持ちでした。つまり「まわりから正当な評価をされていない」と思っていた。このような劣等感のエネルギーをばねにして努力すると……たとえ成功したように見えたとしても、同じパターンで失敗してしまいます。

劣等感を抱えて自分を否定しているということは、ひとつの思い込みをギュウ〜ッと握りしめているということ。カラダはとても緊張していて、何か問題が起こっても、柔軟に対応できません。だから、**自己否定感を手放さないことには、ずっと同じような失敗を繰り返すことになるのです。**


問題が起こった時、出会った相手が悪いとか、ただ運が悪かったと思ってしまうことがあります。自分は悪くない、と。

たとえば、何かと職場で嫌な思いをすることが多かったり。恋愛をしても、つき合い始めてから、とんでもない人だとわかったり。

まわりの人が問題を作り出しているように見えるかもしれません。でも、根本的な要因を探っていくと、そこには自己否定感があるのです。

これまでお伝えしてきたように、私たちは、自分はダメだと思っているとそれを前提にものごとを受け取り、人とコミュニケーションをとります。そこで、誤解や葛藤、怒り、悲しみが生まれ……膨大なストレスをカラダにためていく。

もちろん、一方では感動的な出会いがあったり、ありがたい支援を受けたりすることもあるでしょう。人生はジェットコースターのようにドラマチックになります。

でもずっと激動の人生だと、疲れはててしまいますよね。

私たちの心とカラダには、安心感が必要です。

成功と失敗を繰り返していたその実業家の方も、ワクワクドキドキの人生は、いったん終わりにされました。

和みのヨーガに出会い、じっくりゆっくりカラダをゆるめながら、決して見ようとしなかった自分を否定する気持ちと向き合われたのです。**カラダと心がゆるんで安心感に満たされていると、必要のないものはフワッと簡単に手放せます。そして、本当に望む道を選択できるようになる。**これは、自分で決められることです。

人は誰しも、たくさんの苦労を経験します。その苦労がドラマチック過ぎると「何で私ばっかり？」と思ってしまうこともあるでしょう。

そういう方は、それを受け止められるだけの魂の器を持って生まれてきたのではないかと思います。人によって器は大きかったり小さかったりするかもしれませんが、そこには平等に「苦労」がある。大きな器が良いわけでも、小さな器が悪いわけでもありません。

そして、ちょっとした気づきがきっかけで、その苦労が一気に反転して「幸せ」に変わっていくことがあるのです。


自己否定の気持ちを、ちょっとだけ見つめてみると、人生が劇的に変わります。カラダと心をゆるめて安心している中でこそ、できることです。

やらずにはいられないこと

いろいろと模索するのだけれど
本当にやりたいことが何かわからない。
なりたい自分はどうやったら見えてくる？

「あなたはどんな人？」

そう問われて、すぐに答えられる人は、あまりいないと思います。自分のことは、なかなかわからないもの。

すぐに「私ってこうなんです」という言葉が出てきても、もしかしたらそれは、まわりの人から評価された記憶の寄せ集めかもしれません。それを自分だと思ってしまっていることがあります。

多くの人が、何らかの思い込みを持っています。それを踏まえて人を見るので、誰かから、あなたって、こんな人ねと言われても、それが真実とは限りません。

もし「あなたってガサツね」と言ってくる人がいたら。

そう言った本人が、自分のことをガサツだと無意識に感じています。そうあってはいけないと思うあまり、あなたの行動に敏感に反応して「ガサツだ！」と判断している、ということが考えられます。

だから、もしそんなふうに言われても、ショックを受けたり悩んだりする必要はありません。「この人は自分自身のことをガサツだと感じているんだなぁ」と思っていればいいわけです。

では、逆のパターンを考えてみましょう。

あなたが相手に何らかの感情を抱く時。

それを客観的に読み解けば、あなたがどんな人なのかが、見えてきます。

どんな思い込みがあるか。どんな価値観を持っているか。本当は自分のことをどう思っているのか。肯定しているのか、それとも否定しているのか――。

相手の行動に腹が立ったり、いらだったりする時は、あなたが自分に許していないことを相手がしている時。そんなふうに読み解ける場合があります。その行動は悪いことだという思い込みをあなたが持っている、ということがわかります。

すべてに当てはまるわけではありませんが、心の奥底であなたはそのような行動をとりたいと思っているのかもしれません。自分はしたくてもできないから、それを実行できている人に腹が立つのです。

相手をすばらしい人だと思ったり、一瞬で大好きになったとしたら、自分が肯定している自分の中の要素を、相手の中に見つけているということ。あなた自身が受け入れているあなたの魅力が何かということがわかります。

でも、相手を持ち上げ過ぎていると、裏切られたと感じることがあるかもしれません。それは、相手に勝手な期待をして幻想を押し付けているからです。

価値観のバランスが偏り過ぎて、思い込みが強すぎると、相手に抱く感情が良くも悪くも激しくなります。人生のあらゆる問題の出発点は、ここなのです。

あなたの中に感情が生まれた時――一歩引いて「これは自分の何を映し出しているんだろう」と考えることができたら……。

感情が揺さぶられる出来事は問題ではなくなり、自分を知るチャンスになります。

本当の自分はどんな人？

ありのままに生きることを妨げているものは、いったい何？

こうやって自分自身に問いかけることで、真の自分を知るヒントが見えてきます。

これは、カラダをカチカチにして臨戦態勢をとっていては、とうてい無理なこと。

でも、カラダをゆるめる習慣をつけるとできるようになるのです！

ゆとりを持っていると、一歩引いた視点で自分の感情を見つめることができます。

そうすると、

「あっ、もしかしたら私は自分のことを〇〇だと思い込んでいて、●●すべきだと自分を責めているのかな……」

と気づくことができる。

これを繰り返していると、どうにもならない感情に振り回されてストレスをためることが、ほとんどなくなるでしょう。相手を責めたり、憎んだり、対立したりする必要はなくなるわけです。

激しい感情が生まれるのは、自分の思考、価値観、思い込み、潜在意識のしわざだということを実感できるからです。**結局のところ、すべては自分なのです。**

いらない思い込みを手放していくと——。

ありのままのあなた、あなたらしい価値観、あなたならではの魅力がくっきりとした輪郭を帯びてきます。

それは、あなたの中に、土台や軸ができつつあるということ。いいえ、もともと持っていた土台や軸が表面化してくると言ってもいいかもしれません。

土台とは、本当の意味での自信と誇り。

軸とは、何があっても揺らがない信念。

そうなると、暗中模索の時間は終わりです。やりたいこと、やらずにはいられないことが、目の前に現れます！

そこに理屈はありません。ただ、やりたいからやる。

理由はない。あるのは自信だけ。

理由が明確にあるものは、その理由がなくなれば続ける意味がなくなります。逆に理由がないと、どんなことがあっても続けられる。ずっと継続して、いつのまにか思いもよらない場所へたどり着いて、また新たな世界を見ることができます。

その頃になると、自分はどんな人かを、自分自身の言葉で語ることができるでしょう。もしくは、もう言葉にしようとは思わないかもしれませんね。

自分が自分のことをしっかりとわかってあげさえすればいい。あえてそれを人に理解してもらう必要はないということに、気づくのではないかと思います。

目の前の人に対して感情が動いた時、
その感情はあなたの中にある「何か」を映し出しています。
それに気づくと、ありのままの自分が見えてきます。

気がすむまでやればいい

やっと自分らしさがわかってきた。

でも、もっと早く気づいていたら、あんな苦労をしなくてすんだのになぁ。あのつらい日々はなんだったんだろう?


「あの時、アドバイスしてくれた人の言うことを聞けばよかった」

「もっと早く生き方を変えていれば、こうならなかったのに……」

たくさんの苦労をしてきた人は、もっと楽な道があったのではないかと思われるようです。

でも、やっぱりその経験があったからこそ、自分らしい生き方に気づいたのではないでしょうか。

私たちは、いろいろなことを経験して気がすまないと、次のステップへ進めません。エネルギーは出したい時に好きなだけ出すのが大切。無理に抑え込むと、かえって混乱します。

気がすんでいない人は、何を言われても変わることはありません。何を見ても、聞いても、読んでも心に届かない。自分を守るためのかたい鎧を身にまとってがんばっているのです。


好きなようにして、気がすむまで経験すると、だんだん心が澄んできます。

気がすむということは「気が澄む」ということ。

モヤモヤが少しずつ晴れてくると、

「今の自分は何だかおかしい。どうしてこんなに嫌な目にばかりあうの？」

と感じて、模索が始まる。和みのヨーガに出会われた方は、そういう段階にいらっしゃることが多いように感じます。

まずは緊張の鎧を脱ぐ。そのために、カラダをゆるめます。

ゆるんで安心して、自分は攻撃されることはないと感じるようになって――やっと鎧を脱ぐことができます。

私はカラダをゆるめるお手伝いをした上で、シンプルな問いかけをしているのですが、ほとんどの人が自分の中にすでに答えを持っていると感じます。

熟した実が枝から離れてポトッと地面に落ちるように、

「あぁ、自分らしく生きてなかったってことか――」

と、この上なく自然に気づかれるのです。

だから、私のやっていることは、背中を軽くポンッと押しているようなもの。実際に動きだして答えを見つけるのは、その人自身です。誰かに教えられるのではなくて、自分で答えに気づいて、自分の力でどんどん自分らしさを取り戻していく。そして、つらかったことはいつの間にか忘れてしまいます。

苦労をしないのが良いわけではありません。お腹がペコペコだからこそ、ご飯の美味しさがわかるように。カラダをカチカチにしていたからこそ、ゆるむことの心地良さを存分に味わうことができる。

自分らしさを忘れていたからこそ、ありのままの自分を生きることのすばらしさを実感できます。

これは気がすむまで経験したからこそ、わかること。

ただ、実際に経験しなくても、人が経験した話を聞くことで気づくこともできます。人の話を自分のこととして真剣に聞くと、それで「気が澄む」こともある。だから物語が大切なのです。

どんな道を選んでも、良いことばかりでもなく、悪いことばかりでもありません。そして人には、それぞれのタイミングがあります。今、あなたが経験したいことがあるなら、安心して進みたいほうに進んでみてください。


無駄な苦労なんてひとつもありません。

つらい経験をしたからこそ、自分らしさに気づける。

まずは気が澄むまでやってみましょう。

人に出会うことで自分を知る

幸せになるための方法はたくさん知っている。
だけど、実践し続けるのが難しい。
不断の努力なくしては幸せになれないの？

幸せは誰もが求めるもの。でも幸せを定義することは難しい。なぜなら、何が幸せかは人それぞれだからです。

幸せになるための方法は、それを作った人にとっては真実。けれど、あなたが実践してもあまり効果がないかもしれません。その人の幸せとあなたの幸せが、同じものだとは限らないからです。

幸せになるための一番の近道は、自分を知ることではないかと思います。本当の自分が何を求めているのかがわかれば、自分にとっての幸せがわかります。

では、どうすれば自分を知ることができるか？

一番安全で、お金がかからなくて、何度でも繰り返しできる方法が、

「すべては自分が映っている」

と考えてみることです。

感情が揺さぶられる時、そこにはいつも、自分の内面が映し出されている。

この仮定でものごとを見てみるのです。

これは、科学的に証明されていることではありません。否定しようと思えばいくらでも理由が出てきます。でも、肯定しようと思えばいくらでも証拠が出てくることでもある。その「証拠」が今までお読みいただいた内容です。

この仮定を踏まえてものごとに向き合うようになってから、私は安心して自分らしく生きられるようになりました。そして今、心から幸せだと感じています。でも、特別なことをするわけではありません。日常の小さな出来事が起こった時に「すべては

自分が映っている」ということを思い出すだけです。

たとえばこんなこと。

ある方が外出していた時、旦那さんが電話をしてきました。いつも置いてある場所に家の鍵がないというのです。その方は物をしまい忘れたり失くしたりすることが多いそう。だから旦那さんは真っ先に彼女だと思ったようなのですが、彼女はそれが気に入りません。だから旦那さんに思いつく場所を探してもらったけれど、見つからない。

いつもの彼女なら「思い込みで人を責めないでよ、子どもかもしれないのに！」とけんかになるところ。でもここで「すべては自分が映っている」を思い出しました。

旦那は、私がズボラなせいで鍵をなくしたと思って私を責めている。

私がそう感じてしまって、感情的になっているということは……。

私が自分をズボラだと思って、自分自身を責めている――？

感情的になっている自分を少し客観的に見ることができた時。冷静になって、こう言えたのです。

「子どもかもしれないから、ちょっと通学バッグの中を見て」

案の定、鍵はお子さんのバッグの中にありました。怒りのエネルギーを出さずにすんだのです。

旦那さんの言動に腹が立つということは、彼女は自分のことをズボラだと思っていて、そんな自分はダメだと思っているということ。これが「目の前のことに自分が映っている」ということです。

彼女は会話の最中にそれがわかったので、これは上級編かもしれませんね。でも、たとえその場はけんかになってしまっても、後でゆっくり考えてみてもいいのです。

相手を責めたい気持ちは置いておいて。

どうして、あんなに腹が立ったのか――と客観的に自分を見てみると気づくことがあったりします。

自分の内面がどんなふうに映しだされるか。何を教えてくれるのか。
その答えはひとつではありません。誰かが教えてくれることでもない。

自分であれこれ考えてみるのです。そうすると「あ、これか！」とわかる時がきます。自分のことをズボラだと責めていることに気づいた彼女の場合、自分自身を否定する気持ちがあったことに気づきました。その時に、ズボラだということを、良い悪いで判断しないことが大切です。そう、すべてのことには両面があるのでしたね。ズボラだということは、ものごとに神経質にならず、おおらかでいられるということ。そんな自分らしさがわかると、それを生かすにはどうしたらいいかが見えてきます。

自分自身に向き合って、素直に受け止める。これを何度も何度も繰り返していると、自分をより深く知ることができます。

ロールプレイングゲームの中にいる気分になって「すべては自分が映っている」というものの見方をルールにしてみてください。ただ、自分の中で考えてみるだけでいいのです。「このことに、自分の何が映っているんだろう」と考えてみるだけです。**大きな気づきがあると、目の前の人が変わったり、状況ががらりと変わったりします！** 不思議なほど、がらりと変わります。まるで魔法みたいに。

気づきが間違っていることもあるかもしれません。そうしたら、また違う方向から読み解いてみればよいこと。何の問題もありません。誰にも責められることもありません。そして、いつかは気がつきます。

このものの見方をしていれば、悪いことがまったく起こらないというわけではありません。ただ何かが起こった時、その裏側にあるプレゼントが見えるようになってくるでしょう。

このゲームを繰り返しているだけで、すごくゆとりを持って自分らしく素直に自由に生きられるようになります。そして、進みたい方向へ安心して進むことができる。これって、すごく楽しいと思いませんか？

人に出会えば出会うほど、目の前の人があなたのことを教えてくれます。あなたの中に感情が生まれたら、それは自分を知る大きなチャンスです。

本当の自分が見えてきた時。あなたは、どこで誰と何をしていても、きっと幸せを感じられることでしょう。


自分自身の幸せを見つけるには、まず自分を知ること。「すべては自分が映っている」というゲームを楽しむだけで、本当の自分が見えてきます。

ガンダーリ松本恵子
Gandhari Matsumoto Keiko

和みのヨーガ創始者。

ジャパン・カレッジ・オブ・オステオパシー心理学講師。

九州大学卒業後、心理学をはじめ、NLP、ヒーリング、大脳生理学、脳科学、東洋医学、整体術、オステオパシー、瞑想などを学び、それらの知識をもとに、クリニックや講座でカウンセリングを行う。「ガンダーリ」はインドの伝統的なヨーガや瞑想を学んでいた時に師からもらったサンスクリット語の名前で「どんな状況にあっても全体の中のひとりであることを忘れず、常に全体に対して何ができるのかを考え、最善の行動をとれる人」という意味。十数年間、さまざまなカウンセリングやワークショップを行うが、言葉だけで人の心を整えていくことの難しさを実感。カラダの緊張をゆるめると心が整いやすくなることに気づき、1996年に「和みのヨーガ」を考案。六本木で教室を運営するとともに、首都圏を中心に全国で和みのヨーガを取り入れたワークショップやイベント、企業研修などを行っている。和みのヨーガは簡単で誰にでもできるうえに、心とカラダに予想以上の効果があると大好評。交通事故や脳梗塞のリハビリとして活用する人も多い。また、がくぶん通信教育にて、「和みのヨーガ実践講座」を開講。和みのヨーガインストラクターの養成にも力をそそいでおり、現在160名を超えるインストラクターが全国で活躍中。著書に、『かたくなったカラダをゆるめる和みのヨーガ』『心とカラダがキレイになる和みのヨーガ』（ともにPHP研究所）などがある。

公式サイト：http://www.nagominoyo-ga.com/

すべてはあなたの心のままに
からだがゆるめば心が変わる

発行日　2015年11月20日　第1刷

Author　ガンダーリ松本恵子

Illustrator　宮原葉月（カバー）・平のゆきこ（本文）
Book Designer　石間　淳

Publication　株式会社ディスカヴァー・トゥエンティワン
〒102-0093　東京都千代田区平河町2-16-1　平河町森タワー11F
TEL　03-3237-8321（代表）
FAX　03-3237-8323
http://www.d21.co.jp

Publisher　干場弓子
Editor　石橋和佳（編集協力：豊原美奈）

Marketing Group
Staff　小田孝文　中澤泰宏　片平美恵子　吉澤道子　井筒浩　小関勝則
千葉潤子　飯田智樹　佐藤昌幸　谷口奈緒美　山中麻吏　西川なつか
古矢薫　伊藤利文　米山健一　原大士　郭迪　松原史与志　蛯原昇
中山大祐　林拓馬　安永智洋　鍋田匠伴　榊原僚　佐竹祐哉　塔下太朗
廣内悠理　安達情未　伊東佑真　梅本翔太　奥田千晶　田中姫菜
橋本莉奈　川島理　倉田華　牧野類　渡辺基志
Assistant Staff　俵敬子　町田加奈子　丸山香織　小林里美　井澤徳子　藤井多穂子
藤井かおり　葛目美枝子　竹内恵子　清水有基栄　小松里絵
川井栄子　伊藤由美　伊藤香　阿部薫　常徳すみ　三塚ゆり子
イエン・サムハマ　南かれん

Operation Group
Staff　松尾幸政　田中亜紀　中村郁子　福永友紀　山﨑あゆみ　杉田彰子

Productive Group
Staff　藤田浩芳　千葉正幸　原典宏　林秀樹　三谷祐一　大山聡子　大竹朝子
堀部直人　井上慎平　松石悠　木下智尋　伍佳妮　賴奕璇

Proofreader & DTP　朝日メディアインターナショナル株式会社
Printing　共同印刷株式会社

ISBN978-4-7993-1801-0